BIBLIOTHÈQUE

DE

THÉRAPEUTIQUE MÉDICALE

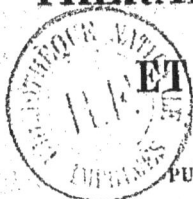

ET CHIRURGICALE

PUBLIÉE SOUS LA DIRECTION DE MM,

DUJARDIN-BEAUMETZ

Membre de l'Académie de Médecine
Médecin de l'Hôpital Cochin
etc.

O. TERRILLON

Professeur agrégé à la Faculté de
Médecine de Paris
Chirurgien de la Salpêtrière

PARTIE MÉDICALE

Art de formuler. 1 volume, par DUJARDIN-BEAUMETZ.

Thérapeutique des maladies du cœur et de l'aorte 1 volume, par E. BARIÉ, médecin de l'hôpital Tenon.

Thérapeutique des maladies des organes respiratoires. 1 volume, par H. BARTH, médecin de l'hôpital Broussais.

Thérapeutique de la tuberculose. 1 volume, par H. BARTH, médecin de l'hôpital Broussais.

Thérapeutique des maladies de l'estomac et de l'intestin. 1 volume, par A. MATHIEU, médecin des hôpitaux.

Thérapeutique des maladies du foie. 1 volume, par L. GALLIARD, médecin des hôpitaux.

Thérapeutique des maladies de la peau. 2 volumes, par G. THIBIERGE, médecin des hôpitaux.

Thérapeutique des maladies du rein. 1 volume, par E. GAUCHER, médecin de l'hôpital Saint-Antoine, agrégé à la Faculté.

Thérapeutique de la diphtérie. 1 volume, par E. Gau-
CHER, médecin de l'hôpital Saint-Antoine, agrégé à la
Faculté.

Thérapeutique du rhumatisme et de la goutte. 1 volume, par W. Oettinger, médecin des hôpitaux.

Thérapeutique de la fièvre typhoïde. 1 vol., par P. Le
Gendre, médecin des hôpitaux.

Thérapeutique des maladies vénériennes. 1 volume,
par F. Balzer, médecin de l'hôpital du Midi.

Thérapeutique du diabète. 1 volume, par L. Dreyfus-
Brisac, médecin de l'hôpital Tenon.

Thérapeutique des névroses. 1 volume, par P. Oulmont,
médecin de l'hôpital Laënnec.

Thérapeutique infantile. 1 volume, par A. Josias, médecin des hôpitaux.

Prophylaxie des maladies infectieuses. 2 volumes, par
A. Chantemesse, médecin des hôpitaux, agrégé à la Faculté, et M. Besançon.

Thérapeutique des maladies infectieuses. 1 volume,
par A. Chantemesse, médecin des hôpitaux, agrégé à
la Faculté, et M. Besançon.

Thérapeutique des maladies de l'oreille, du larynx et
du nez. 2 volumes, par Lermoyez, médecin des hôpitaux.

PARTIE CHIRURGICALE

Asepsie et Antisepsie chirurgicales. 1 volume, par
O. Terrillon et H. Chaput, chirurgien des hôpitaux.

Thérapeutique chirurgicale des maladies de la tête.
1 volume, par P. Sebileau, agrégé à la Faculté de Paris.

Thérapeutique chirurgicale des maladies du rachis.
1 volume, par P. Sebileau, agrégé à la Faculté de Paris.

Thérapeutique oculaire. 1 vol., par F. Brun, agrégé à
la Faculté, chirurgien de Bicêtre.

Thérapeutique chirurgicale des maladies de la poitrine. 1 volume, par Ch. WALTHER, chirurgien des hôpitaux.

Thérapeutique chirurgicale des maladies de l'estomac et du foie. 1 volume, par H. CHAPUT, chirurgien des hôpitaux.

Thérapeutique chirurgicale de l'intestin et du rectum. 1 volume, par H. CHAPUT, chirurgien des hôpitaux.

Thérapeutique chirurgicale de l'urètre et de la prostate. 1 volume, par J. ALBARRAN, agrégé à la Faculté de Paris.

Thérapeutique chirurgicale de la vessie et du rein. 1 volume, par J. ALBARRAN, agrégé à la Faculté de Paris.

Thérapeutique obstétricale. 1 volume, par A. AUVARD, accoucheur des hôpitaux.

Thérapeutique gynécologique. 1 volume, par Ch. PICQUÉ, chirurgien des hôpitaux.

Thérapeutique chirurgicale des maladies articulaires. 1 volume, par Ch. PICQUÉ, chirurgien des hôpitaux.

Thérapeutique des maladies osseuses. 1 volume, par O. TERRILLON et P. THIÉRY, chef de clinique chirurgicale.

LA COLLECTION SERA COMPLÈTE EN 34 VOLUMES

Tous les volumes sont publiés dans le format in-18 jésus;
ils sont reliés en peau pleine et comportent chacun de 200 à 400 pages avec figures.

Prix de chaque volume indistinctement : 4 fr.
Ils se vendent tous séparément.

VOLUMES PARUS LE 1er JUIN 1894 :

DUJARDIN-BEAUMETZ : Art de formuler.
H. BARTH : Organes respiratoires.
A. MATHIEU : Estomac et intestins.
L. DREYFUS-BRISAC : Diabète.
P OULMONT : Névroses.
F. BARIÉ : Cœur et Aorte.

F. BALZER : Maladies vénériennes.
L. GAILLARD : Foie.
TERRILLON ET CHAPUT : Asepsie et Antisepsie chirurgicales
A. AUVARD : Thérapeutique obstétricale.

THÉRAPEUTIQUE

DES

MALADIES VÉNÉRIENNES

THÉRAPEUTIQUE

DES

MALADIES VÉNÉRIENNES

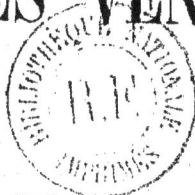

PAR LE Dʳ F. BALZER

Médecin de l'hôpital du Midi

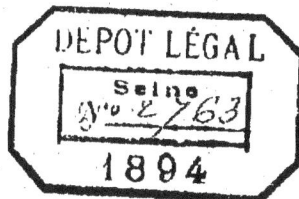

PARIS

OCTAVE DOIN, ÉDITEUR

8, PLACE DE L'ODÉON, 8

—

1894

PRÉFACE

L'étude du traitement des maladies vénériennes a pris une importance de plus en plus grande, à mesure que s'est dévoilée la place énorme qu'elles tiennent dans l'étiologie d'un grand nombre d'affections de l'homme et de la femme. On conçoit mieux l'intérêt majeur qui s'attache à l'étude du traitement des premières périodes de la blennorragie et de la syphilis. C'est alors que l'on peut couper court à leurs fâcheux effets ou bien les atténuer dans l'avenir.

De grands efforts ont donc été faits dans ces dernières années pour perfectionner les méthodes anciennes de traitement, pour mieux les régler, et pour en créer de nouvelles. Les progrès dus à l'antisepsie ont amené de véritables transformations dans tous les procédés de traitement local, qui sont devenus à la fois plus hardis et plus efficaces. J'ai eu l'occasion d'expérimenter toutes ces nouvelles méthodes thérapeutiques et, tout en m'efforçant de les juger avec impartialité, j'ai pu baser avant tout mon appréciation sur les résultats de mon observation personnelle.

Ce livre est divisé en trois parties : La première partie comprend l'étude du traitement de la blennorragie. Je l'envisage surtout au point de vue médical, mais en faisant aussi une large place aux méthodes chirurgicales. Si je n'ai pas donné à cette partie de l'ouvrage tous les développements qu'elle comporte, c'est afin de ne pas empiéter sur les sujets qui doivent être traités dans un des volumes de cette collection par M. Albarran.

La seconde partie est consacrée à l'étude des affections vénériennes locales : les balanites, les végétations, le chancre mou et ses complications.

La troisième partie contient l'étude du traitement de la syphilis.

En terminant ma tâche, je ne puis mieux faire que d'offrir respectueusement la dédicace de ce petit livre à tous mes anciens maîtres dans les hôpitaux, et particulièrement à ceux dont les bons conseils et les encouragements m'ont guidé dans l'étude des affections cutanées et vénériennes, à mes excellents maîtres de l'hôpital Saint-Louis, MM. Ernest Besnier et Al. Fournier.

Je suis heureux aussi de remercier affectueusement mes anciens internes et tous les élèves qui ont été mes collaborateurs dévoués à l'hôpital de Lourcine et à l'hôpital du Midi.

THÉRAPEUTIQUE

DES

MALADIES VÉNÉRIENNES

PREMIÈRE PARTIE

TRAITEMENT DE LA BLENNORRAGIE

CHAPITRE PREMIER

Thérapeutique générale
de la blennorragie de l'homme.

La blennorragie est due à l'infection du canal de l'urètre par le gonococcus de Neisser, auquel s'associent habituellement un certain nombre de microbes dont le rôle prend de l'importance surtout dans les cas anciens ou chroniques.

La blennorragie urétrale, s'accompagne à son début d'un écoulement muqueux qui devient purulent dans l'espace d'une semaine en moyenne. Un traitement abortif énergique peut à ce moment enrayer la maladie.

A l'écoulement purulent succède vers la quatrième semaine un écoulement moins épais, muco-purulent, blanchâtre, qui diminue peu à peu. La guérison peut être complète en six ou huit semaines.

Cette marche cyclique appartient à peu près exclusivement à la première blennorragie survenant dans un urètre parfaitement sain.

Les blennorragies suivantes guérissent beaucoup plus difficilement. Enfin il est nécessaire de tenir compte de la prédisposition individuelle à contracter et à retenir la blennorragie; elle revêt promptement chez certains sujets des allures d'une chronicité obstinée contre laquelle le traitement lutte parfois en vain.

A son début, la blennorragie n'occupe que l'urètre antérieur, mais elle ne tarde pas à franchir le sphincter urétral et à gagner l'urètre postérieur. Elle peut s'y cantonner sans en sortir; mais elle menace toujours de pénétrer dans les canaux déférents, dans les annexes de l'urètre, dans la vessie et les voies urinaires supérieures où elle peut déterminer de graves complications.

En outre, le malade est sous le coup de l'infection générale blennorragique, dont le rhumatisme est la manifestation la plus fréquente. Enfin, par le fait de l'écoulement, il peut être l'instrument de contagions nouvelles qui peuvent atteindre d'autres personnes, et dont il peut être lui-même victime, s'il transporte le pus virulent dans l'œil et y détermine ainsi l'ophtalmie blennorragique.

Il y a donc d'importantes raisons de tarir aussitôt et autant que possible la source de cet écoulement purulent et d'arriver en le traitant à guérir la blennorragie elle-même.

La première indication est de traiter l'infection locale et de débarrasser le canal du gonocoque et des autres microbes de la blennorragie. On empêchera ainsi la propagation aux annexes de l'urètre et aux organes génito-urinaires.

Le traitement de l'infection générale a peu d'importance dans les cas simples. Nous croyons pour notre part que cette infection générale existe toujours à un certain degré. Mais elle ne prend une réelle importance que chez un certain nombre de sujets, et se manifeste alors par des localisations variées qui réclament des indications spéciales.

Le traitement régulier de la blennorragie doit être aujourd'hui contrôlé dans ses diverses phases à l'aide du microscope. Suivant Finger, une urétrite peut être considérée comme guérie :

1º Quand le malade ne présente plus de gonocoques dans les sécrétions urétrales, même après irritation artificielle causée par des injections de nitrate d'argent ou de sublimé, ou par des boissons irritantes telles que la bière, le vin, etc.

2º Quand les filaments ne contiennent plus de leucocytes, condition parfois trop absolue quand la précédente est établie par des examens répétés.

3º Il faut que le malade ne présente ni complications urétrales, ni rétrécissement.

Ce résultat peut être obtenu par deux méthodes dont les effets doivent être combinés : 1º par le traitement interne; 2º par le traitement externe.

Ces deux traitements varient d'ailleurs suivant que la blennorragie est à son début, à la période d'élat ou de déclin, suivant qu'elle est aiguë ou chronique.

Nous passerons en revue successivement les diverses méthodes de traitement en discutant brièvement leurs indications et leur valeur.

Celle-ci, nous pouvons le dire, est très inégale, mais nous ne nous croyons pas dispensé d'insister sur la description des méthodes les plus simples, car nous pensons que, pour une maladie aussi répandue et qui atteint si fréquemment les classes peu aisées de la société, une des préoccupations du médecin doive être de s'attacher aux traitements faciles, à ceux que le malade peut faire sans l'aide de personne avec un peu d'attention et de bon sens.

CHAPITRE II

Traitement interne.

Régime et précautions prophylactiques. — Avant d'entrer dans l'exposé des médications nous devons signaler brièvement un certain nombre de prescriptions générales qui s'appliquent à tous les cas et qui sont d'une réelle importance.

Le malade atteint de blennorragie doit garder le *repos* autant que possible. Il est impossible le plus souvent de prescrire le séjour à la chambre, mais on peut imposer la limitation au strict nécessaire de tout travail et de tout exercice.

Le *régime* est institué dès le début : pas de bière, ni vin, ni cidre, ni boisson alcoolique quelconque, pas de café, ni de thé; pas d'aliments trop épicés : pas d'asperges. Favoriser les évacuations au moyen de laxatifs, s'il y a tendance à la constipation.

Parmi les *boissons* il faut recommander surtout le *lait*, que le malade peut prendre aux repas pur ou coupé d'eau, les tisanes de bourgeon de sapin, d'orge et chiendent, d'uva ursi, etc., les sirops, les limonades au citron, etc. Tant que l'urétrite est localisée dans la partie antérieure du canal, le malade peut boire beaucoup, car les urines diluées agissent utilement en lavant fréquemment le canal. Quand la blennorragie gagne les parties postérieures du canal, les mictions deviennent douloureuses et irritantes et il n'y a pas grand avantage à augmenter la quantité des urines.

Si le malade est au repos, l'enveloppement de la verge dans des compresses très froides rend de réels services pendant la période aiguë. Il convient mieux que les bains locaux et il est d'une application plus facile.

L'utilité des grands bains est contestée : certains auteurs les recommandent, d'autres leur reprochent, justement suivant nous, d'exciter fréquemment les organes génito-urinaires, et de provoquer les érections. On ne peut pas établir de règle générale à ce sujet, car certains malades se trouvent très bien de l'emploi des bains répétés et prolongés.

Quelques recommandations d'une grande importance prophylactique doivent toujours être faites.

1° Pas de rapports sexuels.

2° Lavages fréquents des mains après les pansements et après les mictions; *éviter de porter les mains aux yeux.*

3° Lavages fréquents de la verge et du méat.

Pansement du méat au moyen d'un capuchon de coton hydrophile qu'on maintient à l'aide du prépuce ; ou bien enveloppement de la verge à l'aide d'un petit bandage roulé ; attacher un mouchoir dans l'intérieur de la chemise pour empêcher sa souillure par le pus.

4° Porter un suspensoir qui a l'avantage de maintenir les testicules et d'aider à la fixation des pansements.

Médication alcaline. — Les alcalins rendent de grands services à toutes les périodes de la blennorragie. On prescrit habituellement :

1° le bicarbonate de soude, 5 à 10 grammes par jour ;

2° le salicylate de soude, 1 gr. 50 à 2 grammes par jour ;

3° le biborate de soude, employé surtout dans les cas de cystite.

Les alcalins sont employés surtout *pendant les deux premières périodes de la blennorragie*. Nous formulons depuis plusieurs années la préparation suivante :

Bicarbonate de soude..................... 30 gr.
Salicylate de soude.................... 10

Faire dissoudre deux cuillerées à café de cette poudre dans une carafe d'un litre de limonade au citron que l'on boira entre les repas dans les vingt-quatre heures.

Les alcalins, tels que le borate de soude, le salicylate de soude, dont l'élimination par les urines est très active, agissent évidemment comme antiseptiques des voies urinaires, ainsi que le démontrent leurs heureux effets dans la cystite et notamment dans le cystite blennorragique.

Il nous est arrivé plusieurs fois de traiter des malades exclusivement par les alcalins (bicarbonate et salicylate de soude) aidés par le régime et de voir guérir la blennorragie.

Ils conviennent surtout pendant la période de début et pendant la période aiguë, mais on peut utilement les prescrire pendant toute la durée de la maladie.

MÉDICATION PAR LES BALSAMIQUES

A la fin de la période aiguë, lorsque l'écoulement devient blanchâtre et filant entre les doigts, on peut commencer le traitement par les balsamiques. Nous croyons qu'ils peuvent être utiles à toutes les périodes

de l'écoulement, mais évidemment c'est au moment
où celui-ci arrive à son déclin que leur action s'ac-
cuse de la manière la plus sensible. Les principaux
balsamiques sont le copahu, le santal, le cubèbe, la
térébenthine, les baumes gurjun, du Pérou, de tolu,
l'essence de matico, etc... Le *copahu* se prescrit aujourd'hui en capsules à la dose moyenne de 5, 10 à
15 grammes par jour. Il contient une essence et une
résine dont l'élimination se fait surtout par le rein,
peut-être aussi par les glandes du canal. Il communique à l'urine une odeur spéciale qui rappelle celle
de la violette. La résine a été séparée de l'essence et
prescrite par Gubler, Pâquet, à la dose de 10 à
15 grammes par jour. On a également isolé l'acide
copahivique, considéré par quelques auteurs comme
la substance active éliminée par l'urine et précipitée
par l'acide azotique et la chaleur. Le nuage ainsi
formé est fréquemment confondu avec l'albumine,
il faut pour l'en distinguer traiter l'urine par l'alcool,
par l'éther ou l'ammoniaque qui dissolvent les précipités causés par la présence de la substance balsa-
mique. Le copahu est généralement bien toléré : il
donne lieu assez fréquemment à des troubles digestifs stomacaux ou intestinaux; mais ces troubles, parfois assez pénibles pour obliger à suspendre le
traitement, disparaissent promptement après son
interruption. Son action nuisible sur le rein a été
exagérée : d'après Grigoriewski la toxicité ne se
manifeste chez le chien qu'à des doses 200 fois plus
fortes que les doses thérapeutiques, et dans ce cas
il ne se produit rien du côté des reins, mais seulement des lésions intestinales, de l'entérite avec diarrhée sanguinolente. Dans ces dernières années le
copahu à dose modérée (2 à 3 grammes par jour) a

été vanté comme diurétique (Grigoriewski, Swie-koukine), on l'a prescrit utilement dans les cirrhoses avec ascite, dans les ascites de causes diverses et même dans l'albuminurie, dans le mal de Bright. Nous l'avons maintes fois prescrit chez des malades qui présentaient de l'albuminurie au cours de la blen-norragie, sans avoir jamais constaté aucun effet nuisible qui pût lui être attribué.

Le *cubèbe* est souvent mal toléré par l'estomac, comme le copahu. Il contient aussi une essence et une résine. On le prescrit à doses élevées, 10 à 30 grammes par jour; l'extrait oléo-résineux se prescrit à la dose de 1 à 3 grammes par jour. Très souvent on associe en parties à peu près égales le cubèbe au copahu sous la forme d'un opiat (1), que le malade prend en capsules, en bols roulés dans du sucre en poudre ou enveloppés de pain à chanter (2).

(1) Formules d'opiat :

Cubèbe en poudre...............	10 gr.
Copahu........................	3
Sirop de goudron................	Q. S. (Fournier.)
Copahu	} ãã 50 gr.
Cubèbe	
Magnésie décarbonatée...........	Q. S. (Ducastel.)

Nous prescrivons souvent la formule suivante :

Cubèbe	} ãã 30 gr.
Copahu	
Sous-carbonate de fer...........	2
Salicylate de soude.............	12

Le malade peut prendre les bols d'opiat du volume d'une petite noisette. Les doses sont variables, six à dix ou douze bols par jour, aux repas.

(2) On a abandonné aujourd'hui la potion de Chopart :

Baume de copahu...............	} ãã 60 gr.
Alcool à 80°...................	
Sirop de tolu..................	
Eau de menthe.................	120
Alcool nitrique................	8

On prendra trois à six cuillerées par jour en trois fois.

L'*essence de santal* (Henderson, Panas) est formulée aujourd'hui plus fréquemment que le copahu, surtout dans la clientèle. Le malade la prend en capsules de 15 à 25 centigr.; les doses quotidiennes sont de 2 à 8 grammes par jour. On peut aussi la prescrire en opiat associée au copahu et au cubèbe. Le santal s'élimine par l'urine à laquelle il communique une odeur caractéristique. Il a été accusé, comme le copahu, de provoquer des troubles plus ou moins graves du côté des voies urinaires, dysurie, albuminurie et même hématurie. A coup sûr ces accidents sont rares, car nous ne les avons jamais observés pour notre part. Ce qui est commun ce sont les douleurs dans la région dorso-lombaire, douleurs parfois assez vives pour obliger à la diminution des doses ou même à la cessation du médicament. Du côté des voies digestives les troubles sont moins accusés qu'avec le copahu qui, de plus, lui est peut-être encore inférieur au point de vue des résultats thérapeutiques.

L'*essence de térébenthine*, prescrite ordinairement aux doses moyennes de 4 à 8 grammes par jour, rend aussi des services dans la blennorragie, mais son emploi est plutôt réservé au traitement de la cystite qu'à celui de la blennorragie urétrale. Ses fâcheux effets sur le rein sont contestables de même que pour le copahu. On la prescrit en capsules ou bien sous forme de pilules de térébenthine cuite.

Nous ne pouvons que signaler les bons effets que l'on peut obtenir de l'emploi des essences de *matico* (25 centigrammes à 1 gramme par jour), d'*eucalyptus* (4 à 8 grammes par jour, en capsules), de *wintergreen*, des *baumes du Pérou*, de *tolu* et *gurjun*. Ce dernier médicament a été beaucoup vanté par Vidal qui le prescrivait à la dose de 4 grammes par jour dans une potion gommeuse administrée en deux fois, au commencement des repas.

Le *cinnamol* (essence de cannelle de Chine rectifiée) a été aussi vanté dans ces derniers temps; les essais que nous avons faits à l'hôpital du Midi nous ont montré ce médicament inférieur au santal ou au copahu, mais très facilement toléré par les voies digestives.

Inconvénients des balsamiques. — Leur saveur répugnante est corrigée aujourd'hui en grande partie par les divers modes de préparation pharmaceutique, capsules de gélatine ou de gluten, mise en cachets, en bols, etc...

Les troubles digestifs, dyspepsie, vomissements, diarrhée, dont nous avons déjà parlé, peuvent être atténués par l'emploi de divers correctifs astringents, cachou, sous-nitrate de bismuth, sous-carbonate de fer, etc...

Dans certains cas on pourrait prescrire aussi l'administration des balsamiques en lavements, pratique employée autrefois par Velpeau, et un peu tombée en désuétude aujourd'hui.

Les balsamiques produisent fréquemment des érythèmes plus ou moins intenses, érythèmes ortié, morbilliforme, scarlatiniforme, purpurique, etc..., qui peuvent être généralisés ou localisés seulement du côté des articulations. Ces érythèmes, malgré leur intensité parfois extraordinaire, s'accompagnent de phénomènes généraux à peu près insignifiants et ne présentent aucune gravité. Mais, dans certains cas, leur répétition à chaque tentative de traitement oblige à renoncer à l'emploi des balsamiques, Nous avons vu aussi certains eczémas se réveiller sous leur influence.

Les balsamiques et surtout le santal produisent parfois des douleurs du côté des reins; ils ont été accusés de produire de la dysurie, de l'albuminurie et même de l'hématurie rénale.

Il faut se souvenir qu'à un examen imparfait les précipités balsamiques dans l'urine peuvent fort bien simuler l'albumine, et qu'on les en distingue en obtenant leur solution au moyen de l'addition à l'urine de l'alcool, de l'éther, ou de l'ammoniaque.

Tout ce que nous avons observé nous fait admettre que les accidents du côté des reins ont été trop redoutés par certains auteurs; pour notre part nous n'avons jamais eu l'occasion de les relever. Ces inconvénients seraient d'ailleurs contradictoires des bons effets qu'on obtient des balsamiques dans le traitement de la pyélite et de la pyélonéphrite. Dans ces derniers temps la térébenthine, le copahu ont été même prescrits par divers auteurs dans le traitement du mal de Bright, à la dose de 2 à 3 grammes par jour. Ils en ont obtenu certains avantages, notamment l'augmentation de la diurèse, sans aucun inconvénient pour le rein. Il nous est également arrivé de maintenir le traitement par les balsamiques à des malades qui avaient de l'albuminurie causée par l'infection blennorragique; il n'en est résulté aucune aggravation dans leur état, même pour des malades qui avaient manifesté par des érythèmes une certaine intolérance pour les balsamiques.

Ils rendent également des services dans le traitement de la blennorragie de la femme et des petites filles, mais leur action est moins franchement accusée que dans la blennorragie de l'homme.

En résumé, il nous semble qu'il n'y a pas à douter de la réelle efficacité du traitement interne par les balsamiques. Les plus chauds partisans du traitement local sont à un moment donné fréquemment obligés d'y avoir recours en présence de certaines blennorragies. Il en est qui sont rebelles à tout autre traitement. Même dans les cas qui semblent céder au traitement externe, les balsamiques viennent encore remplir un rôle adjuvant des plus utiles.

Le choix entre les diverses préparations n'est pas indifférent; certains malades guérissent plus vite avec le santal, d'autres avec le copahu, d'autres avec le cubèbe. On peut très utilement associer ou faire alterner successivement les diverses préparations, et dans certains cas il est sage de s'en rapporter pour le choix du médicament à l'expérience des récidivistes de la blennorragie.

Certains auteurs donnent les balsamiques dès le début de la maladie (1), le plus grand nombre ne les prescrit qu'à la fin de la période aiguë. Il est vraisemblable que leur action est utile à toutes les périodes, mais elle est manifestement insuffisante pendant la période aiguë; en les prescrivant trop tôt on s'expose à fatiguer à peu près inutilement les voies digestives. Il vaut donc mieux les réserver pour la période de déclin de la blennorragie et obtenir d'eux tout ce qu'ils peuvent donner en les formulant à des doses suffisamment fortes. Dans bon nombre de cas on obtient, en procédant ainsi, des effets presque aussi satisfaisants qu'avec les méthodes de traitement local les mieux dirigées.

Médicaments divers. — Dans ces dernières années

---

(1) On n'essaie plus guère aujourd'hui le traitement abortif par les hautes doses des balsamiques, recommandé jadis par Ricord, Cullerier, etc.

on a proposé de substituer aux balsamiques divers agents que nous devons mentionner.

Le *salol* (Dreyfous, Talamon, etc...) a été vivement préconisé pendant quelque temps et considéré même comme pouvant jouer un rôle abortif. On le prescrit à la dose de 4 à 6 ou 7 grammes par jour; aux doses élevées, son dédoublement en acide salicylique et en acide sulfophénique peut occasionner parfois des intoxications dont on est averti par la coloration noire des urines. Après l'avoir longtemps expérimenté, nous le considérons comme inférieur aux balsamiques, et nous ne croyons pas qu'il soit supérieur au salicylate de soude qui peut être employé dans les mêmes circonstances. La valeur du salol comme antiseptique des voies urinaires a été critiquée par Albarran; le même auteur l'a trouvé inefficace dans la blennorragie chaque fois qu'il a été employé seul. Il pourra être prescrit en cachets à certains malades dont l'estomac ne peut tolérer les balsamiques.

L'acide borique, le borate de soude, le chlorate de potasse, le chlorate de soude, que nous avons récemment expérimenté à l'hôpital Ricord, nous paraissent devoir rendre des services plutôt dans la cystite que dans l'urétrite.

Nous ne ferons que mentionner également l'ergotine, l'extrait fluide d'hydrastis canadensis, qui peuvent être utiles dans les blennorragies compliquées d'hématuries rénales ou vésico-urétrales; le cannabis americana; le kava-kava employé en extrait hydro-alcoolique à la dose de 1 à 2 grammes par jour; le pichi, qui paraît devoir être utile comme diurétique et qui peut être employé surtout quand il y a des complications vésicales : il serait contre-indiqué quand il y a une affection rénale ; le bleu de méthylène donné à la dose de 50 centigrammes à 1 gramme par jour, et qu'on a poussé jusqu'aux doses de 2 et même 3 grammes par jour.

Comme on le voit, les progrès réalisés dans l'application du traitement local ne peuvent dispenser le médecin de connaître parfaitement les ressources du traitement interne. De nombreuses blennorragies sont journellement guéries par ce traitement employé à l'exclusion de tout autre. Son grand avantage, c'est qu'il est toujours à la portée des malades qui peuvent se traiter seuls, sans manœuvres sur l'urètre exigeant une certaine dextérité ou tout au moins une attention soigneuse que beaucoup sont incapables de prêter.

CHAPITRE III

Traitement externe.

Par le traitement local, on se propose de débarrasser le canal des gonocoques et des autres microbes de l'inflammation blennorragique ; son but est l'asepsie du canal dont la muqueuse désinfectée ne tarde pas à revenir à l'état normal.

On comprend que ce traitement local a des chances d'autant plus grandes de réussir, qu'on l'emploie à une époque plus rapprochée du début de la blennorragie. A ce moment, les gonocoques encore peu nombreux peuvent n'avoir pas envahi la muqueuse dans une grande surface, ni dans toute son épaisseur. On peut arriver parfois à les gagner de vitesse en conduisant énergiquement le traitement local.

C'est donc par l'étude de ce traitement abortif qu'il serait logique de commencer notre exposé ; mais, comme on le verra, ce traitement ne comporte pas, à vrai dire, de méthode spéciale. Nous aurons occasion, plusieurs fois, de le décrire en étudiant les divers procédés de traitement local.

Leur exposé comportera donc forcément certaines redites, car les diverses méthodes trouvent des applications aux diverses phases aiguës ou chroniques de la blennorragie. C'est pourquoi nous croyons devoir les passer en revue séparément, en étudiant en même temps leurs indications.

Ces méthodes de traitement local sont les suivantes :

1° Les *injections* et les *lavages*, faits au moyen d'une seringue ou d'un siphon, et applicables à des parties plus ou moins étendues du canal, ou à toute la surface du canal et de la vessie.

2° Le traitement topique, comprenant les instillations, les cautérisations avec des substances diverses, les écouvillonnages, etc.;. Ce traitement est limité ordinairement à des portions circonscrites du canal.

3° La dilatation.

4° Le traitement local avec endoscopie.

I — TRAITEMENT PAR LES INJECTIONS

Les injections sont faites au moyen de poires de caoutchouc munies d'une canule, et le plus souvent au moyen de petites seringues urétrales contenant à peu près 10 centimètres cubes. L'extrémité de ces seringues doit être conique de manière à entrer facilement dans le méat et à pouvoir l'obturer complètement afin de retenir le liquide injecté dans le canal. Les instruments doivent être parfaitement nettoyés avant et après l'injection.

Le malade doit toujours uriner avant de faire l'injection, et on lui recommandera même de garder son urine un certain temps avant l'injection, afin d'avoir une miction abondante qui nettoie bien le canal. — Il fera son injection assis, sans employer trop de de force, car *l'injection ne peut guère viser qu'à bien remplir et nettoyer l'urètre antérieur*. — Pour cela, quatre ou cinq centimètres cubes de liquide suffisent ordinairement.

Faite ordinairement à canal ouvert, l'injection ne

balaie que l'urètre antérieur; faite à canal fermé, en pressant les lèvres du méat sur l'extrémité de la seringue, l'injection peut forcer plus ou moins facilement le sphincter urétral. Mais cette manœuvre, on le comprend, ne donne qu'un lavage insuffisant : mieux vaut recourir à l'emploi de la grosse seringue ou du siphon.

Suivant les cas, l'injection peut être répétée deux ou trois fois de suite ou même davantage; ces lavages, répétés au moyen de l'injection, sont préférables aux pratiques qui consistent à retenir, pendant un certain temps, le liquide de l'injection dans le canal.

Le nombre des injections varie suivant les cas et suivant les phases de la blennorragie.

Quelques malades supportent difficilement les injections pendant la phase aiguë de l'urétrite; on ne peut guère commencer à les employer qu'à partir de la troisième semaine. Jusque-là, le traitement local consiste en enveloppements avec des compresses d'eau froide. A partir de la troisième semaine, le malade peut faire trois injections par jour ou même quatre, suivant l'intensité de l'écoulement; plus tard, il fait seulement une injection matin et soir, et, à la fin, il ne fait plus qu'une injection par jour, ou tous les deux jours.

Nous croyons que les injections bien faites sont innocentes des reproches qu'on leur a faits de provoquer l'urétrite postérieure, la cystite, l'orchite, etc.

Mais il est certain que beaucoup de malades les font mal, avec des instruments malpropres, avec des solutions altérées, remplies de corps étrangers. Dans ces conditions, en effet, l'injection est plus nuisible qu'utile. Si l'on voit que le malade est peu soigneux ou incapable de prendre les précautions d'asepsie nécessaires, mieux vaut ne pas la prescrire et s'en tenir au traitement interne.

Un autre défaut capital de l'injection ordinaire faite avec la petite seringue, c'est qu'elle ne peut guère intéresser que l'urètre antérieur; or dans le plus grand nombre de cas, la blennorragie atteint promptement l'urètre postérieur, et l'injection ne peut plus avoir que des effets insuffisants.

Substances médicamenteuses. —Le traitement par les injections se propose : 1° de laver le canal; 2° d'agir sur l'inflammation de la muqueuse de l'urètre en modifiant sa sécrétion et en combattant directement les agents de l'inflammation, notamment le gonocoque. Tout en remplissant ce rôle, il ne faut pas que les solutions injectées soient capables de déterminer des modifications durables de la muqueuse et de son revêtement épithélial et surtout des modifications capables d'entraîner plus tard des lésions permanentes, pouvant survivre à la blennorragie.

Les substances employées sont extrêmement nombreuses et nous pouvons les diviser en deux grands groupes caractérisés par leur mode d'action principal : 1° injections astringentes, 2° injections antiseptiques. Cette division est forcément très artificielle, car beaucoup de préparations sont en même temps astringentes et antiseptiques.

1° *Injections astringentes.* —Les substances astringentes injectées dans le canal précipitent les sécrétions, facilitent ainsi leur expulsion et dégagent les surfaces épithéliales. Leur action astringente sur l'épithélium et sur la muqueuse diminue la sécrétion; enfin bon nombre d'entre elles par leur influence antiseptique ont une action directe sur les gonocoques et les microbes de la blennorragie. Neisser repousse l'emploi des médicaments uniquement astringents.

Sels de zinc : Le plus fréquemment employé est le sulfate ; viennent ensuite le sulfophénate, le zozoiodol, l'acétate, le salicylate. Les solutions faibles sont de 5 à 10 centigrammes 0/0; les solutions moyennes et fortes de 15 à 50 0/0.

Le *sulfate de cuivre* s'emploie en solutions aux mêmes doses que le *sulfate de zinc*; il en est de même du *sulfate de fer*. Ces trois substances sont fréquemment réunies dans l'injection très connue, de trois sulfates, $\tilde{a}\tilde{a}$ 25 à 50 centigrammes pour 200.

Il faut rapprocher de ces substances l'*acétate de plomb* qui forme avec le sulfate de zinc la base de la célèbre injection de Ricord (1). Nous avons vu plusieurs fois à l'hôpital des cystites intenses, mais peu rebelles, provoquées par des injections de solutions d'acétate de plomb, notamment par l'eau blanche,

Le *sulfate d'alumine* et de potasse, plus rarement l'*acétate d'alumine*, sont prescrits en solution aqueuse de 30 à 50 centigrammes 0/0.

Dans ces derniers temps on a beaucoup vanté l'*alumnol* (sulfonaphtolate d'aluminium de Heinz et Liebrecht) en solutions de 1 à 2,50 0/0. Les injections sont faites deux à quatre fois par jour : on les réduit quand les gonocoques ont disparu de l'écoulement.

Le *nitrate d'argent* est considéré par tous les auteurs comme un des agents antiblennorragiques

---

(1) La formule de Ricord est la suivante :

' Eau distillée...............................	200 gr
Sulfate de zinc..........................	1
Acétate de plomb	2
Laudanum de Sydenham..............	} $\tilde{a}\tilde{a}$ 4
Teinture de cachou....................	

les plus puissants. Son efficacité est surtout évidente dans l'ophtalmie blennorragique. Ce n'est pas seulement un astringent, c'est un antiseptique puissant, un caustique dont l'action superficielle rend le maniement facile et sans danger. On l'emploie en injections, en lavages, en instillations, etc., et, dans certains cas, son application donne les meilleurs et les plus prompts résultats. Friedheim et Neisser, après de nombreux essais comparatifs, déclarent son action sur le gonocoque supérieure à celle des autres agents. En injection, les doses faibles et moyennes sont de 2 à 5 ou 10 centigrammes pour 100 grammes d'eau distillée. Les doses fortes que l'on emploie quelquefois dans les essais de *traitement abortif* sont de 1/100, 1/50, 1/30.

Au début, les injections sont répétées quatre à six fois par jour, puis on réduit leur nombre à deux.

Employé à doses faibles, le nitrate d'argent est pyogène; les premières injections augmentent notablement l'écoulement, puis celui-ci peu à peu s'éclaircit et diminue et, l'on constate en même temps au microscope la disparition des gonocoques.

Parmi les applications du nitrate d'argent, nous devons signaler ici le traitement abortif par les injections. Diday qui en a été le plus chaud partisan propose d'employer la solution à 5/100. On en injecte 5 à 6 centimètres cubes que l'on maintient dans l'urètre antérieur pendant une ou deux minutes, suivant la tolérance du malade, car cette injection est extrêmement douloureuse. Il faut que la solution aille jusqu'à la fosse naviculaire. Cette injection est suivie d'un écoulement jaune abondant qui diminue et cesse dans les jours qui suivent, quand le traitement a réussi. Lorsque l'écoulement se montre encore vers le quatrième jour, c'est que l'injection abortive a échoué et il faut avoir recours à d'autres méthodes. Cette injection abortive nous paraît devoir être abandonnée aujourd'hui pour les autres méthodes que nous signalerons plus loin. D'autres auteurs, M. Jullien notamment, recommandent en pareille circonstance d'essayer une injection avec la seringue à jet rétrograde de Langlebert en se servant de la solution à 1/30.

Nous croyons que ce traitement abortif, énergiquement conduit comme le voulait Diday, a donné un certain nombre de guérisons, et, pour notre part, nous en connaissons au moins une vérifiée avant et après l'injection par l'examen microscopique. Mais les échecs étaient nombreux, et on peut le dire aussi, les inconvénients de ce rude traitement étaient parfois très grands. Aujourd'hui, comme nous le verrons, on ne cherche plus à détruire ainsi d'un seul coup la virulence de l'urétrite. On fait des traitements énergiquement antiseptiques, rapides, plutôt que réellement abortifs, et on est toujours préoccupé, tout en visant la destruction du microbe de la blennorragie, de respecter l'intégrité de la muqueuse urétrale (1).

(1) M. Lavaux a également proposé le traitement abortif de la blennorragie de l'urètre antérieur au moyen du lavage avec une sonde de 1 mill. 213 de diamètre, à l'aide d'une solution de nitrate d'argent à 1/50, lavage précédé et suivi d'un lavage à l'eau boriquée. Ces lavages sont faits avec le siphon.

M. Audry recommande l'emploi d'une solution argentique à 1/35. On fait une injection de 3 ou 4 centimètres cubes toutes les sept heures, jusqu'à trois injections. Le malade doit garder le liquide dans le canal pendant cinq minutes. On fait avec soin l'asepsie du méat, du gland et du prépuce. Si l'écoulement ne date que de 24 heures, on peut réussir très bien en trois ou quatre jours.

Enfin on emploie aussi comme astringent le *tannin* en solutions aqueuses de 30 ou 60 centigrammes 0/0.

Eau distillée....................	200 gr.
Sulfate de zinc.................	{ ãã 2 gr. (Diday.)
Tannin.........................	

2° *Injections antiseptiques*. — Le traitement local par les antiseptiques a pour but de détruire les microbes et de rendre le canal de l'urètre impropre à leur développement. Les résultats obtenus par les injections antiseptiques sont inconstants : beaucoup d'entre eux qui agissent très bien *in vitro* sur les microbes sont loin d'avoir une action aussi satisfaisante lorsqu'ils sont injectés dans l'urètre. Le mercure, par exemple, qui semblait devoir fournir l'antiseptique de choix, subit fréquemment des échecs. Un nombre considérable de substances a été essayé ; on en prescrit de nouvelles tous les jours. Mais il semble qu'on peut dire dès aujourd'hui que le progrès est moins à chercher dans l'essai de nouvelles substances, que dans l'étude et le perfectionnement des méthodes d'application.

Plusieurs sels de mercure sont en faveur, notamment le *bichlorure* et le *salicylate* (1).

Le bichlorure (Leistikow, Lewin, C. Paul, Aubert, Chameron, Eraud, etc...) doit être dissous dans l'eau sans alcool, et prescrit en solutions très faibles

---

(1) La teinture d'iode, peu employée aujourd'hui, a été expérimentée par Paquet (de Lille) avec la formule suivante : teinture d'iode, V gouttes ; eau distillée de laurier-cerise, 20 grammes.

Cet auteur a utilisé ainsi l'iode comme abortif pour remplacer le nitrate d'argent et a obtenu un certain nombre de succès.

1 ou 2 centigrammes pour 100 (1). Le salicylate de mercure a été prescrit à doses un peu plus fortes : 1, 2 à 5 centigrammes 0/0; ces quantités sont dissoutes en ajoutant à l'eau 50 centigrammes de bicarbonate de soude. Les injections de solutions mercurielles ne peuvent être employées qu'à doses très faibles, sinon elles irritent la muqueuse et augmentent la sécrétion purulente. Comme nous le verrons, les grands lavages au sublimé se font avec des solutions à 1/30000 ou 1/20000; à 1/15000 la solution est déjà douloureuse.

On a aussi employé le *calomel :* 50 centigrammes ou 1 gramme en suspension dans l'eau ou dans l'huile.

A côté du calomel, plusieurs autres préparations s'emploient également en suspension : nous citerons notamment l'*iodoforme* (10 à 15 0/0), l'*iodol*, et les préparations de *bismuth, sous-nitrate, gallate, salicylate* (2 à 5 0/0). Ces préparations conviennent surtout pour les formes rebelles et tenaces, en voie de passer à la chronicité. La suspension se fait à l'aide de la glycérine, de l'eau gommeuse ou de l'huile d'olive ou d'amande douce stérilisées, ou de la vaseline liquide. Les injections d'iodoforme doivent être gardées dix minutes dans le canal. Elles conviennent surtout à la deuxième période de la blennorragie, d'après M. Thiéry.

Les sels de *potasse*, le *chlorate* et surtout le *per-*

(1) M. Watier donne la formule suivante :

Eau distillée	1.000 800
Antipyrine	10 00
Bichlorure Hg	0 10

La solution est employée tiède, en injections trois ou quatre fois par jour.

manganate, sont d'un usage très répandu : le permanganate s'emploie à doses faibles : 2, 5 et
10 centigrammes pour 100 grammes d'eau distillée. Nous aurons à revenir sur ce sel à propos des
lavages au siphon. Toutefois nous devons insister
ici sur les injections qui ont été employées comme
traitement abortif par Zeissl, Weiss, Janet, etc. Pour
cela, on doit faire trois injections par jour, en com-
mençant avec une solution à 0.05 0/0 et en poussant
rapidement la dose jusqu'à 0.10 0/0. Bien faites, ces
injections peuvent suffire, mais elles sont inférieures
aux lavages.

La résorcine (Munnich, Letzel, Ducastel, Crivelli,
etc...) a été expérimentée en France surtout par
M. Ducastel, à 2 grammes 0/0 comme doses faibles,
à 3 et 4 0/0 comme doses fortes; elle est moins bien
tolérée en lavages qu'en injections. Elle nous a
donné très fréquemment de bons résultats, sans causer d'irritation ni de douleurs; trois injections quotidiennes suffisent.

Nous avons peu de chose à dire de l'antipyrine
(0 gr. 50 0/0), de la quinine (0 gr. 50 à 1 0/0), de la
naphtaline, du rétinol (1), du sulfate de thalline 1
à 2 0/0 (Goll), de l'acide citrique (Jullien), du jus de
citron (Mannino).

Nous ne ferons également qu'énumérer avec leur
dosage les préparations suivantes :

(1) Nous recommandons sur ce sujet la lecture de la thèse de
Henri Dubois (Paris, 1892). Cet auteur a étudié avec grand
soin dans notre service les effets des balsamiques dans le
traitement local de la blennorragie et il a démontré péremp-
toirement que c'est surtout dans le traitement interne qu'il
faut en attendre de bons effets. Le rétinol, même additionné
de copahu, de salol, de créoline, de dermatol, est insuffisant
dans le traitement de l'urétrite.

Bromhydrate de quinine.....	0ᵍ50 à 1 gr. %	
Chloral.....................	1 à 2	—
Créosote....................	0 20	—
Acide benzoïque............	0 10	—
Acide borique..............	2 à 3	—
Acide salicylique...........	0ᵍ10 à 0 50	—
Acide phénique.............	0 10	—
Acide picrique.............	0 05	—
Salicylate de soude..........	4 à 5	—
Eau de chaux...	35	
Pyridine........	0ᵍ25 à 0 30	—
Gallo-bromol. (Lépine, Cazé-		
neuve et Rollet)...........	1 à 2	—
Créoline....................	1	—
Bleu de méthylène..........	En solutions très concentrées.	

L'*ichtyol* mérite une mention spéciale. Vanté par beaucoup d'auteurs (Koster, Neisser, Jadassohn, Ehrmann, Manganotti, Ullman, etc.), l'ichtyol peut être employé à 1 0/0 avec la plus grande facilité. Même à cette dose faible il fait disparaître les gonocoques de l'écoulement avec une grande rapidité. C'est une substance très maniable que l'on peut mettre sans crainte entre les mains des malades. Jadassohn l'a employée en solutions fortes jusqu'à 5, 10 et même 20 0/0; il se produit rapidement une accoutumance complète, surtout si on n'augmente que graduellement la concentration. Pour l'urètre antérieur on peut se servir des solutions d'ichtyol de 1 à 3 0/0. Jadassohn admet que seul le nitrate d'argent égale l'ichtyol dans le traitement de la blennorragie; il lui est supérieur dans le traitement de l'urétrite postérieure.

L'extrême multiplicité des agents employés contre la blennorragie et avec lesquels les auteurs ont obtenu des résultats satisfaisants démontre l'importance du traitement local. On peut dire cependant, pour le plus grand nombre de ces agents, qu'ils valent surtout par la manière dont ils sont appliqués et par l'emploi judicieux qu'on en fait. Fréquemment les auteurs associent entre elles diverses substances astringentes et antiseptiques dont les effets sont ainsi augmentés.

Résumé du traitement par les injections. — 1° Au début on peut essayer le traitement abortif, soit par les injections de nitrate d'argent fortes au 1/50 ou au 1/30, soit par les injections de sublimé fortes jusqu'à 1/5000, ou encore de permanganate de potasse de 0. 05 à 0. 10 0/0.

Nous avons réussi plusieurs fois à l'aide d'injections de résorcine à 2 ou 3/100 répétées toutes les deux heures dans la journée, toutes les trois heures pendant la nuit et nous croyons cette méthode préférable aux injections caustiques.

2° A la période d'état, on peut encore continuer les injections, surtout quand les douleurs ne sont pas trop vives et l'inflammation trop intense. La résorcine à 1/50, le permanganate de potasse, à 2 ou 4 centig. 0/0, le sublimé à 1/15000, l'ichtyol à 1/100 nous paraissent surtout à recommander.

Dans le cas d'urétrite suraiguë mieux vaut s'abstenir et se contenter du traitement antiphlogistique, boissons alcalines, compresses froides, bains tièdes, repos.

3° Les mêmes injections sont prescrites à la période de déclin. Quelquefois on se trouvera bien à ce moment de prescrire, en suspension dans l'huile, l'iodoforme, ou bien les préparations de bismuth, ou bien les injections astringentes que l'on peut d'ailleurs facilement associer aux antiseptiques.

Les injections peuvent rendre des services incontestables, surtout pendant les premiers jours de la blennorragie. On peut dire qu'elles suffisent à la rigueur pour agir sur le canal tant que l'inflammation n'a pas dépassé l'urètre antérieur. Elles sont inefficaces contre l'urétrite postérieure ; elles exposent le malade au refoulement de la suppuration qui reste attachée aux parois du canal même après la miction et peuvent ainsi favoriser le développement des complications urétro-vésicales. Elles sont insuffisantes aussi contre les blennorragies chroniques. On peut encore leur reprocher d'être fréquemment irritantes, car pour obtenir une action suffisante sur les micro-organismes de la blennorragie on est obligé d'employer des solutions relativement fortes.

Il nous reste à rapprocher des injections une méthode nouvelle qui corrige en grande partie leurs défauts et répond mieux aux indications du traitement de la blennorragie : c'est la méthode des grands lavages antiseptiques que l'on fait le plus habituellement au moyen du siphon.

II — TRAITEMENT PAR LES LAVAGES

Les lavages peuvent très bien se faire avec une grosse seringue, du volume de la seringue d'Anel ou bien contenant 60 à 150 grammes de liquide ; mais, sans qu'il soit nécessaire de le démontrer, ce procédé est évidemment inférieur à celui qui consiste à employer le siphon.

Celui-ci est constitué par un réservoir quelconque d'une contenance de deux litres, un tube de caoutchouc long de deux mètres environ muni d'un robinet ou d'un levier interrupteur, et terminé par une sonde ou un obturateur. On emploie le plus souvent un de ces vases en verre ou en zinc émaillé d'une

contenance de deux à quatre litres qui sont également employés pour les lavages du vagin.

Le vase est placé en moyenne à une hauteur d'un
mètre, largement suffisante pour le lavage de l'u-
rètre antérieur. Pour laver l'urètre postérieur et
vaincre la résistance du sphincter urétral une hauteur de 1 m. 30 à 1 m. 60 est parfois nécessaire.

Du reste, ces hauteurs varient fréquemment avec
les malades. Chez beaucoup le liquide arrive jusque
dans la vessie avec une surprenante facilité avec une
élévation de moins d'un mètre.

Lavages avec sonde (1). — On peut se servir de la
sonde de Nélaton (n° 12 à 15 de la filière Charrière)
ou mieux de la sonde molle de Pezzer. Cette dernière,
à paroi très souple, très mince, est évasée à son extrémité pour recevoir la canule du laveur ; son extrémité
urétrale est percée d'un orifice de 1/3 de millimètre
et à partir de cette extrémité, sur une longueur de
cinq centimètres, elle est percée de petits trous disposés sur deux rangées. Trempée dans l'huile de vaseline ou la glycérine boratée à saturation, la sonde
est introduite dans le canal ; le liquide jaillit par les
petits orifices et arrose les parois de l'urètre. Le
faible calibre de la sonde permet le retour facile vers
le méat des liquides injectés. La sonde de Pezzer
est surtout employée pour l'urètre antérieur, mais

(1) REVERDIN. Trait. de la blenn. par les injections de perm.
de potasse (*Rev. méd. de la Suisse romande*, n° 6, juin, 1892).
— DE PEZZER. Congrès de chirurgie, séance du 4 avril, 1892.
— PHILIPSON; W., de Holstein, voir *Semaine médicale*, 1892.
Annexes, p. XLVI et CXXX.

Nous pouvons encore citer les intéressantes recherches de
Curtis et d'Aubert à propos de cette méthode employée depuis
longtemps et qui a provoqué l'invention de nombreuses sondes
de modèles divers pour l'urètre antérieur et pour l'urètre
postérieur.

on peut l'employer aussi pour l'urètre postérieur en lui donnant une longueur suffisante, ou bien on peut employer la sonde de Nélaton qui offre un peu plus de résistance et que l'on munit également de trous latéraux faits avec la pointe fine du thermocautère.

L'inconvénient des lavages à la sonde réside dans la difficulté de l'asepsie de celle-ci. De plus l'introduction de la sonde est un peu irritante pour la paroi du canal, souvent même douloureuse ou tout au moins difficile à supporter; certains malades éprouvent souvent des lipothymies pouvant aller jusqu'à la syncope.

Rien ne témoigne mieux de la supériorité des lavages sans sonde que le nombre des orchites. Sur 131 cas de blennorragie traités en 1892 avec les lavages à la sonde nous avons observé huit cas d'orchite pendant le traitement. Avec les lavages sans sonde l'orchite est exceptionnelle, nous n'en n'avons eu que trois cas sur un chiffre de malades beaucoup plus considérable.

Lavages sans sonde. — Ils se font suivant les procédés préconisés par M. Lavaux, au moyen d'un obturateur qu'on adapte au tube de caoutchouc et qu'on introduit dans le canal. Celui de M. Lavaux est constitué par un petit cône de caoutchouc durci long de 3 centimètres et de 1 centimètre de diamètre à sa grosse extrémité. Il s'emboîte sur un petit mandrin métallique tubulé de 3 centimètres de longueur, qu'on adapte au tuyau de caoutchouc. Nous avons fait fabriquer par M. Mathieu, sur le modèle de cet obturateur, un embout de caoutchouc durci, d'une seule pièce, dont le prix de revient est très peu élevé. La longueur est de 7 centimètres; l'extrémité urétrale est de 4 millimètres et percée d'un orifice de 2 millimètres. Nous nous servons à l'hôpital de deux espèces d'embouts, noirs pour les blennorragies simples, rouges pour les cas compliqués de syphilis. En outre les malades ne sont pas traités avec les mêmes laveurs.

Enfin on peut se servir d'une simple canule de verre conique [Janet (1)] ou encore des obturateurs en verre que l'on trouve maintenant dans le commerce et qui sont faits suivant le modèle que nous venons de décrire.

La quantité de liquide employée pour chaque lavage est ordinairement d'un litre à un litre et demi. Certains auteurs ont employé jusqu'à 3, 4, 6, 10 litres de liquide ; ces quantités nous paraissent beaucoup trop élevées (2).

On peut faire le lavage à la température ambiante (Janet, Neisser), mais nous croyons que les lavages à l'eau tiède sont plus facilement tolérés et peuvent avoir une action plus énergique.

Pendant le lavage le malade peut être couché ; c'est la meilleure position, mais ce n'est pas toujours la plus commode et la plus expéditive, car certains malades sont obligés de se relever à chaque besoin d'uriner. Dans la grande majorité des cas nous faisons asseoir le malade sur le bord d'une chaise dans laquelle il est à demi couché ; une toile cirée couvre les cuisses et les genoux et descend dans un seau placé entre ses pieds.

---

(1) JANET. Diagnostic et traitement de l'urétrite blenno: a.gique (*Annales des Mal. des Organes génito-urinaires*, avril et juin, 1892). — Traitement abortif de la Blenn. par le Perm. de potasse, *Annales de Dermatologie*, n° 10, 1893.

(2) DELAROCHE. Traitement de la Blenn. par les lavages au siphon. Th. de Paris, juillet, 1893. —GUIARD, et. w. *de Méd. de Paris*, 1893.

L'opération du lavage complet de l'urètre comprend les temps suivants :

1° Le malade ayant uriné, on commence par laver convenablement le méat et les parties voisines du gland.

2° Lavage de l'urètre antérieur. On introduit l'obturateur dans le méat, en serrant le tube de caoutchouc au-dessus de lui de manière à pouvoir suspendre ou modérer à volonté l'écoulement du liquide. Celui-ci distend bientôt l'urètre antérieur, on retire alors légèrement l'obturateur en pinçant le tube pour arrêter le liquide ; il sort du canal en jet plus ou moins fort. L'opération est recommencée plusieurs fois jusqu'à ce qu'on juge l'urètre antérieur suffisamment lavé.

3° Lavage de l'urètre postérieur. On ferme complétement le méat avec l'obturateur de manière à empêcher la sortie du liquide. Chez certains malades celui-ci pénètre avec la plus grande facilité dans l'urètre postérieur même lorsque le lavage se fait à canal ouvert.

Chez d'autres, le sphincter urétral offre un obstacle plus difficile à franchir et parfois même, en cas de spasme, presque infranchissable. Le plus souvent, au bout de quelques instants de résistance, le liquide pénètre dans l'urètre postérieur et de là dans la vessie. Pour faciliter sa pénétration on doit recommander au malade de respirer très librement, de ne pas se contracter et même de relâcher ses muscles comme s'il voulait uriner. Bientôt le liquide pénètre dans la vessie et le besoin d'uriner se fait sentir ; on laisse le malade expulser le liquide, et l'opération est recommencée ainsi jusqu'à ce que le laveur soit vidé.

En moyenne le lavage se fait en quatre ou cinq fois.

Le premier lavage est toujours plus difficile que les suivants : le malade s'y habitue promptement et les supporte très bien.

Comme on le voit, l'opération est des plus simples à exécuter, mais il est capital de n'oublier aucune précaution et notamment les précautions d'asepsie. En ville certains malades intelligents et soigneux peuvent arriver à la faire eux-mêmes; mais le médecin ne peut leur abandonner ce soin que tout à fait exceptionnellement et après leur avoir fait répéter un certain nombre de fois le lavage, en s'assurant qu'ils ne négligent aucun détail du manuel opératoire. Nous avons pu traiter ainsi un certain nombre de malades en contrôlant de temps en temps les effets des lavages (1).

Agents médicamenteux. — Nous avons employé

(1) Les précautions que nous recommandons en pareil cas sont les suivantes :

1° Asepsie des instruments, des mains et des organes génitaux.

2° Préparation par le pharmacien des solutions à employer.

3° Elévation du récipient à la hauteur strictement nécessaire et fixée par le médecin, autant que possible au-dessous d'un mètre.

4° Un demi-litre de liquide suffit pour le lavage de l'urètre antérieur.

5° Si on lave l'urètre postérieur, ne faire arriver le liquide dans la vessie que deux ou trois fois au plus.

6° En cas de douleurs un peu vives, et surtout en cas de trouble dans l'urine qui devra toujours être émise dans un verre avant le lavage, ne pas faire celui-ci et venir consulter le médecin.

Des précautions du même genre doivent être prescrites si l'on conseille les lavages avec une seringue volumineuse et faits avec une pression suffisante pour que le liquide franchisse le sphincter urétral.

plusieurs agents dans nos traitements de l'urétrite par le lavage ; nous les avons expérimentés dans notre pratique hospitalière et en ville ; nous citerons ici les suivants :

1° *L'acide borique.* — Il s'emploie en solutions saturées ou bien à 2 0/0 et convient pour les cas d'urétrites douloureuses ou accompagnées de cystite. On peut alors l'utiliser en attendant que l'apaisement des douleurs permette de recourir à des agents plus actifs.

2° *L'acide salicylique.* — Nous l'employons en solution à 1/3000 ou à 1/2000 à peu près dans les mêmes cas que l'acide borique. Nous ajoutons même fréquemment aux solutions boriquées 30 à 50 centigrammes d'acide salicylique par litre. Cette pratique nous paraît surtout utile dans les cas d'urétro-cystite.

3° *L'ichtyol.* — Nous l'avons employé surtout en solution chaude à 1/100, mais on peut fort bien aller jusqu'à 2/100. L'ichtyol est bien toléré et ne détermine pas de douleurs ni d'irritation vésicale. Il nous est arrivé plusieurs fois de confier son emploi en lavages aux malades eux-mêmes.

4° *Le nitrate d'argent* a été expérimenté dans notre service par M. Delaroche qui l'a méthodiquement employé chez un bon nombre de malades en solution de 1/8000 à 1/1000. Comme on le sait, le nitrate d'argent est pyogène ; en solution faible à 1/4000 ou 1/5000 il produit un écoulement purulent très abondant et qui persiste même après la disparition des gonocoques, si l'on continue les lavages. Aussi après cette disparition bien constatée il vaut mieux remplacer le nitrate d'argent par des solutions moins actives, boriquées ou boro-salicylées. Les lavages au nitrate d'argent sont un peu plus douloureux que les lavages à l'ichtyol ou au permanganate de potasse; leur action est aussi rapide. Ils ne peuvent pas être employés d'une manière aussi systématique à cause de l'action trop irritante du nitrate d'argent.

3° *Permanganate de potasse.* — Les solutions faibles à 1/4000 ou à 1/3000 sont très facilement supportées par le plus grand nombre des malades. Mais pour agir énergiquement il faut arriver aux solutions à 1/2000 et à 1/1000. Cette dernière est toujours suffisante et nous croyons inutile d'employer les solutions trop fortes à 1/700 ou à 1/500. La quantité moyenne employée est d'un litre par lavage et souvent inférieure.

Les premiers lavages sont douloureux, les deux ou trois premières mictions qui les suivent sont très pénibles. Mais très rapidement le lavage modifie si heureusement la blennorragie que le malade est encouragé à continuer le traitement; les mictions cessent d'être douloureuses, les douleurs le long du canal s'amendent; les érections nocturnes diminuent, l'écoulement cesse et devient insignifiant. En somme, même dans les cas où la guérison se fait attendre, le malade a toujours le bénéfice d'atténuer ou même de faire cesser les symptômes les plus désagréables de la blennorragie.

Au début, quand on essaie le traitement abortif les lavages doivent être faits toutes les douze heures pendant deux ou trois jours (Janet), et l'on pratique régulièrement l'examen microscopique pour constater la présence des gonocoques. Ce traitement abortif réclame en moyenne une douzaine de lavages dans l'espace de huit à dix jours.

Dans les autres cas les lavages ne sont faits qu'une fois par jour.

Chez un bon nombre de malades encore à l'état aigu
le permanganate de potasse provoque une exsudation séreuse de la muqueuse vésico-urétrale, exsudation parfois très abondante, roussâtre au début,
claire plus tard. Cette sérosité se mélange à l'urine
et si l'on traite celle-ci par l'acide nitrique on obtient
un précipité d'albumine très épais. Cette exsudation
séreuse chez certains malades ne se produit qu'à
l'occasion des premiers lavages ; chez d'autres nous
l'avons vue se reproduire après chaque lavage pendant toute la durée du traitement. Elle n'est pas provoquée exclusivement par le permanganate, nous
l'avons observée aussi après des lavages à la résorcine et même à l'acide borique.

M. Janet considère cette exsudation séreuse comme
très utile par les modifications qu'elle apporte dans
le milieu de culture urétral et par le balayage qu'elle
détermine. Elle cesse le plus souvent quand l'état
aigu est passé.

Les gonocoques peuvent disparaître dès le troisième
lavage (Delaroche) ou même dès le premier (Janet);
en moyenne il faut huit, dix à quinze lavages, suivant
le cas et suivant l'énergie avec laquelle le traitement
est poussé. Il faut continuer les lavages quelques jours
après la disparition des gonocoques pour affermir la
guérison et faire cesser l'écoulement. Il faut alors
revoir de temps en temps le malade, examiner l'urine,
les filaments, rechercher encore le gonocoque; si
celui-ci reparaît, deux ou trois lavages à 1/2000 ou
à 1/1000 le font alors disparaître de nouveau. Cette
période de surveillance doit durer plus ou moins
longtemps suivant les cas, en moyenne trois semaines
(Janet). Parfois, après la disparition complète des
gonocoques, il persiste un suintement muqueux contre

lequel le permanganate a peu d'action et qui dispa-
raît plus facilement par les lavages boro-salicylés
ou les lavages au sublimé à 1/20000.

Ce n'est que lorsque le malade a repris son régime
ordinaire, qu'il a pu sans inconvénient boire de la
bière ou du vin, avoir des rapports sexuels, que l'on
peut conclure à la guérison définitive.

6° *Bichlorure de mercure.* — Le sublimé a été depuis
longtemps employé en grandes irrigations dans le traitement de la blennorragie (Galliot, Lavaux); comme
le permanganate de potasse il peut être employé à
toutes les périodes. MM. Desnos et Aranda ont préconisé un traitement abortif par une série de lavages
à la seringue faits successivement : le premier avec
150 grammes de solution de sublimé à 1/20000;
deuxième lavage avec une solution à 1/15000; troisième lavage à 1/12000; quatrième à 1/10000; cin-
quième à 1/8000.

Après ce dernier lavage, on termine par une instillation dans l'urètre antérieur de quelques grammes
d'une solution à 1/1000. Ces lavages produisent une
vive réaction qui diminue au bout de 24 heures; à ce
moment on fait un nouveau lavage avec une solution
à 1/15000 ou à 1/10000; ce lavage est répété une fois
par jour pendant 4 ou 5 jours.

Les solutions de sublimé doivent toujours être préparées sans alcool. A la période d'état ou à la période
de déclin nous employons surtout les solutions à
1/25000 ou à 1/20000; nous ne dépassons pas 1/15000.
Les solutions de sublimé nous paraissent surtout
convenir pour le traitement de la phase post-gono-
coccique de la blennorragie aiguë, ou pour les blennorrhées anciennes à filaments muqueux ou muco-
purulents.

Le salicylate de mercure peut être employé en lavages à doses un peu plus élevées que le bichlorure, et il est moins douloureux.

DIRECTION DU TRAITEMENT PAR LES LAVAGES

L'existence de la blennorragie étant bien reconnue par l'examen microscopique du pus et la constatation de la présence des gonocoques, la conduite à tenir varie suivant la localisation et l'ancienneté de cette blennorragie. Nous passerons en revue les cas principaux qui peuvent se présenter :

1° **Urétrite antérieure.** — On peut admettre qu'une urétrite de moins d'une semaine est encore localisée à l'urètre antérieur; en cas de doute on peut essayer pour compléter le diagnostic le procédé de la miction dans deux verres. Du reste le diagnostic de cette localisation n'a une réelle importance que si l'on veut essayer le traitement abortif et employer dans ce but des solutions médicamenteuses très actives.

Sinon, tout en faisant porter le lavage principalement sur l'urètre antérieur, on pourra faire pénétrer une ou deux fois le liquide jusque dans l'urètre postérieur et dans la vessie de manière à obtenir un lavage complet qui donne incontestablement des résultats plus certains.

Si le malade vient se présenter dès le début de la blennorragie, dès qu'un suintement est constaté, il faut essayer le traitement abortif.

M. Janet, qui a érigé en méthode systématique les lavages sans sonde dans le traitement de la blennorragie, institue le *traitement abortif* suivant, que l'on peut toujours essayer tant que l'écoulement n'est pas encore franchement purulent et abondant, et tant qu'on voit la muqueuse encore peu tuméfiée et ne formant pas ectropion au méat. Le malade ayant uriné on lui fait un premier lavage de l'urètre antérieur seulement avec la solution de permanganate de 1/1000 à 1/4000; ce lavage est bien toléré. Douze heures après, deuxième lavage avec une solution à 1/4000; le lendemain mêmes lavages. Ces lavages sont douloureux, suivis fréquemment d'écoulements séreux ou même séro-sanguinolents. Le troisième jour, un seul lavage à 1/2000. Les deux lavages du quatrième jour sont faits avec la même solution, et avec un intervalle de 12 heures également. On ne fait plus qu'un seul lavage par jour à 1/1000, les quatre jours suivants; ils deviennent de moins en moins pénibles pour le malade dont l'écoulement devient d'abord séreux, puis cesse tout à fait. Le traitement est accompagné d'examens microscopiques régulièrement faits pour la constatation du gonocoque. Lorsque celui-ci reparaît après la cessation du traitement, il faut le reprendre aussitôt et le continuer jusqu'à la guérison complète qui ne demande pas plus de cinq ou six lavages.

2° **Urétrite totale.** — Si le malade se présente à la période d'écoulement purulent, la conduite à tenir varie suivant l'intensité de la blennorragie. Si elle est très intense, suraiguë, accompagnée de douleurs et d'une tuméfaction violente de l'urètre, il est parfois impossible de faire des lavages; dans ce cas il faut employer le traitement antiphlogistique, compresses froides, repos, boissons alcalines, jusqu'à ce que l'introduction du liquide puisse se faire sans déterminer des réactions trop pénibles.

Le cas est assez rare, et presque toujours il est possible de faire, même à la période aiguë, des lavages

de permanganate à 1/4000 qui diminuent notablement l'inflammation et l'écoulement et calment les
érections nocturnes. Des malades qui ne peuvent
tolérer le permanganate de potasse à cette période
supportent quelquefois assez facilement l'acide borique ou l'ichtyol à 1/100.

On continue les lavages une fois par 24 heures
tant que le malade présente des gonocoques dans
l'écoulement ou dans les filaments recueillis dans
l'urine. Les lavages seront faits avec la solution de
permanganate à 1/2000 ou à 1/1000 suivant la tolérance du malade.

Quand il n'existe plus que des filaments sans gonocoques, il faut encore les continuer si ces filaments
sont épais et contiennent beaucoup de leucocytes. On
pourra les cesser quand les filaments sont constitués
à peu près exclusivement par du mucus et des cellules épithéliales. Dans les derniers jours du traitement les lavages sont d'ailleurs plus espacés ; au lieu
de les faire tous les jours, on ne les fait que tous les
deux jours ou seulement deux fois par semaine. Il y
a là pour le traitement une période de surveillance
et de tâtonnement dont la durée varie avec chaque
cas particulier. La disparition absolue et vérifiée,
pendant un certain nombre de jours, des filaments
dans l'urine du matin peut être considérée comme
un des bons signes de guérison complète.

M. Audry regarde comme des contre-indications à
l'emploi des lavages au permanganate de potasse, la
cystite et les folliculites endo-urétrales. Nous ajouterons à cela l'orchite en cours d'évolution ou de date
encore récente. Sur quatre orchites que nous avons
vues se développer pendant le traitement par les
lavages sans sonde au permanganate de potasse, deux

étaient des récidives dans l'épididyme antérieurement affecté (1).

Comme on le voit, nous n'insistons pas beaucoup dans cet exposé sur le traitement que réclame spécialement l'urétrite postérieure, c'est qu'en effet les lavages répondent parfaitement aux indications. On peut les pratiquer avec une sonde introduite jusqu'au delà du sphincter urétral et il est encore préférable de les faire sans sonde à l'aide du siphon et de l'obturateur.

Les méthodes de traitement que nous venons d'exposer s'appliquent surtout à la blennorragie aiguë. Leur emploi dans la pratique diffère notablement suivant que le traitement reste entre les mains du médecin ou est fait par le malade lui-même :

Au début, si l'on essaie le traitement abortif, les manœuvres qu'il réclame ne peuvent être bien faites que par le médecin : injections fortes de nitrate d'argent, lavages au permanganate de potasse (Janet) ou au sublimé (Desnos.) On peut cependant confier au malade les injections répétées à doses faibles de permanganate de potasse ou de résorcine. On institue en même temps le régime et le traitement par les alcalins ou le salol.

A *la période d'état*, si l'urétrite est très aiguë on ne peut prescrire que le régime, le repos, les compresses froides, les bains tièdes, les boissons alcalines. Si l'urétrite est d'une intensité moyenne et peu douloureuse, on peut faire les grands lavages au permanganate à 1/4000 et, s'ils sont trop pénibles,

(1) Dans l'année 1893, nous avons traité à l'hôpital Ricord par les lavages 343 malades, savoir 230 malades hospitalisés et 113 externes. En outre, 57 malades ont été traités par les lavages pour la cystite blennorragique.

les lavages boriqués ou boro-salicylés ou ichtyolés. S'ils sont bien tolérés, on augmente la dose et on porte le permanganate, par exemple, de 1/4000 à 1/2000 et 1/1000, jusqu'à la disparition des gonocoques. Si le malade est jugé capable de faire le lavage, on peut le lui confier après quelques leçons préalables et en surveillant le traitement une ou deux fois par semaine. Si les lavages ne peuvent être faits, on peut prescrire les injections faites avec beaucoup de douceur, avec divers antiseptiques, résorcine, permanganate de potasse, sublimé, ichtyol, etc.

Si le malade se présente à la *période de déclin*, on institue les lavages au permanganate de potasse, ou au sublimé de 1/30000 à 1/20000 qui donnent rapidement d'excellents résultats. Si les lavages sont impossibles, on peut prescrire utilement en injections, soit les antiseptiques, soit les astringents, ou bien les associer entre eux. C'est aussi à ce moment que le traitement interne par les balsamiques donne les meilleurs résultats.

Enfin, après la disparition définitive des gonocoques, l'urétrite persiste parfois plus ou moins longtemps, et l'urine contient des filaments avec des leucocytes indiquant une infection persistante du canal. Le traitement interne par les balsamiques, le salol ou le salicylate de soude peut rendre des services, mais on obtient des résultats encore plus rapides avec les lavages au sublimé de 1/30000 à 1/20000.

Trop souvent les malades se considèrent comme guéris dès qu'ils n'ont plus d'écoulement ; nous leur conseillons d'uriner le matin dans un verre et de continuer le traitement et le régime, tant qu'ils verront des filaments opaques dans l'urine.

CHAPITRE IV

Traitement topique.

Théoriquement, les injections, les lavages conviendraient surtout aux formes d'urétrite relativement récentes, sans altérations profondes de la muqueuse, à sécrétion plus ou moins abondante fournie par une surface étendue. Le traitement topique par les cautérisations, les instillations, etc... conviendrait au contraire aux formes plus anciennes, dans lesquelles le processus déjà chronique s'est localisé en certains points déterminés. Ces inflammations circonscrites du canal peuvent être encore superficielles ou bien intéresser en même temps toute la muqueuse et les tissus sous-muqueux. Outre les *lavages* dont nous venons de parler, les formes chroniques prescrivent l'indication de trois méthodes : les *instillations*, la *dilatation*, le *traitement endoscopique*. Mais il est difficile encore actuellement de fixer la valeur comparative de chaque méthode, d'autant plus que certaines d'entres elles, les lavages notamment, peuvent être employées utilement dans toutes les formes de la maladie.

I — INSTILLATIONS

Les instillations, dont le modus faciendi a été réglé par M. Guyon, ont remplacé, avec une grande supériorité, les cautérisations limitées que l'on peut faire à l'aide des porte-caustiques de Lallemand ou de Langlebert. Elles permettent aussi de suppléer dans un très grand nombre de cas à l'intervention plus précise et mieux localisée que l'on peut obtenir avec la méthode endoscopique.

Les instillations se font le plus souvent au moyen de la sonde à olive perforée de Guyon, n°s 18 à 22 pour l'urètre antérieur et n^{us} 12 à 14 pour l'urètre postérieur, et de la petite seringue graduée du même auteur d'une contenance de 2 à 4 grammes. La partie importante de cette seringue est la canule qui contient un tube capillaire, et dont l'extérieur présente un pas de vis qui la fixe sur la sonde à instillation. On peut aussi à la rigueur se servir de la seringue de Pravaz ou même d'une seringue en verre. On recommande encore la seringue et la sonde en métal d'Ultzmann.

Avant de procéder à une première instillation, on doit faire uriner le malade, en ayant recours au procédé des deux verres, examiner l'urine et les filaments qu'elle contient, pratiquer le cathétérisme explorateur avec la bougie à boule de manière à reconnaître les points enflammés du canal pour faire au besoin l'instillation à ce niveau. L'examen microscopique des filaments et la constatation des gonocoques achèvent cet examen préliminaire indispensable.

Les instillations se font principalement dans le traitement de l'urétrite postérieure. On introduit la sonde convenablement amorcée jusqu'au delà du sphincter urétral, et l'on introduit dans l'urètre postérieur dix, quinze ou vingt gouttes de la solution médicamenteuse en donnant autant de tours au

piston de la seringue. L'opération se répète de la
même manière pour l'urètre antérieur, pour l'u-
rétrite du cul-de-sac du bulbe ou pour les points du
canal que l'on veut modifier par l'instillation. On a
soin seulement pour les instillations dans l'urètre
antérieur de ne pas retirer trop vite la sonde afin
que le nitrate d'argent ait le temps d'agir sur le
point que l'on veut modifier. Après l'instillation on
recommande au malade de rester tranquille et
surtout de ne pas uriner avant un certain temps.

Le nitrate d'argent est presque toujours choisi
pour les instillations : on emploie surtout les solutions à 1/50 ou à 1/30. Les instillations sont faites
tous les deux ou trois jours. Dans l'urètre postérieur on instille 15 à 20 gouttes, dans l'urètre antérieur 5 à 10 gouttes.

Comme l'a montré Jamin, le grand avantage des
instillations est d'agir directement et exclusivement
sur un point déterminé du canal; de mesurer exactement et de varier à volonté la quantité de liquide
portée dans l'urètre et par suite d'en graduer
l'action avec précision.

L'instillation produit les effets habituels du nitrate
d'argent, c'est-à-dire une exacerbation de la suppuration du canal dans les jours qui suivent son
contact avec la muqueuse; mais cette suppuration
diminue rapidement à mesure que l'action antiseptique et modificatrice du nitrate d'argent se produit.

En moyenne douze ou quinze instillations suffisent
pour guérir une urétrite postérieure. Suivant les
cas les instillations sont répétées tous les deux jours
(Jamin) ou seulement trois fois, ou deux fois par
semaine. On peut aussi faire varier la force de la

solution, instiller des solutions faibles à 1/100, moyennes à 1/50, fortes de 1/40 à 1/20.

Après une série d'une quinzaine d'instillations, il vaut mieux le plus souvent s'arrêter, si la guérison n'est pas obtenue et recourir à d'autres moyens de traitement, aux lavages, par exemple. Au bout de quelques semaines on pourra reprendre une nouvelle série d'instillations, et parfois avec plus de succès que s'il n'y avait pas eu d'interruption dans l'application de la méthode.

Les effets thérapeutiques des instillations sont très variables. Dans un certain nombre de cas ils sont merveilleux; on voit des urétrites postérieures très rebelles céder à un petit nombre d'instillations qui amènent une guérison définitive. Mais trop souvent le succès se fait attendre longtemps et il faut toujours prévenir le malade que le nombre des instillations nécessaires ne peut être fixé à l'avance. Vingt, trente, quarante instillations et même davantage sont faites parfois à des malades sans qu'on obtienne le résultat désiré et il y a de temps en temps des échecs complets pour la méthode. Parfois même les instillations de nitrate d'argent aggravent l'urétrite : il faut s'en garder si l'on soupçonne la tuberculose.

Le nitrate d'argent n'est pas le seul agent que l'on puisse employer en instillations. Nous énumérerons ceux qui ont été proposés pour le suppléer : la résorcine; le sulfate de zinc; le sulfate de cuivre; l'ichtyol; l'iodoforme en suspension; le salol dissous dans le rétinol à 6/100 (Desnos), etc...

La facilité de l'application de cette méthode explique la multiplicité de ces essais; jusqu'à présent le nitrate d'argent semble devoir tenir la première place. Le sublimé dissous dans l'eau bouillie, de 1/5000 à 1/1000, sans alcool, a été employé aussi par M. Guyon qui en a obtenu de très bons effets. On peut dans les cas rebelles faire alterner les instillations argentiques et hydrargyriques.

Les instillations peuvent être employées non seulement dans l'urétrite chronique, mais aussi dans l'urétrite subaiguë. M. Malécot les utilise même pour le traitement abortif. Il procède de la manière suivante : 1° lavage de l'urètre antérieur avec une solution faible d'acide borique; 2° instillation faite avec tout le contenu de la seringue de Guyon, le premier jour avec une solution de nitrate d'argent à 1/50, le second jour avec une solution à 1/100, le troisième jour à 1/150. La bougie à boule doit être portée jusqu'au cul-de-sac du bulbe et le liquide retenu dans le canal pendant deux ou trois minutes. Dans l'intervalle le malade fait des injections avec une solution de salicylate de mercure de 5 centigrammes pour 100 grammes, à une température de 30° à 40° ; même à cette température cette injection a l'avantage de n'être pas douloureuse. En même temps on prescrit une antisepsie rigoureuse du prépuce et du gland et on donne le salol à la dose de 6 grammes par jour.

Tommasoli a préconisé les instillations de nitrate d'argent incorporé dans la lanoline :

> Lanoline .... 20 gr.
> Nitrate d'argent............. 0 gr. 25 à 0 gr. 50.

Ces instillations sont faites au moyen d'une sonde à mandrin avec lequel on pousse dans le canal la lanoline. Celle-ci adhère intimement aux parois sans déterminer d'irritation en sorte que l'on peut faire aussi fréquemment les instillations qu'avec les solutions aqueuses.

On a préconisé dans le même but les instillations de vaseline salicylée à 2/100.

Bougies médicamenteuses. — Nous pouvons rapprocher encore de ces instillations les procédés de cautérisation du canal au moyen de crayons, de suppositoires urétraux, ou de bougies médicamenteuses. Souvent on peut introduire directement ces crayons dans le canal quand ils sont d'une consistance et d'une longueur suffisantes. On en a préconisé beaucoup qui contiennent les diverses substances en renom dans le traitement de la blennorragie chronique, à base de sublimé, d'iodoforme, de sulfate de zinc, de tannin, etc. (1). Parfois, pour les introduire dans l'urètre postérieur, on se sert d'une sonde à mandrin destiné à pousser le crayon placé à l'extrémité de la sonde. On a préconisé notamment les crayons suivants :

Nitrate d'argent . . . .   0 gr. 03 à 0 gr. 05
Beurre de cacao (sans cire).   3 gr.

ou bien :

Sulfate de zinc . . . .   0 gr. 20
Beurre de cacao ou gélatine. . . .   3 à 4 gr.

Il faut convenir que l'introduction de ces divers suppositoires urétraux ne modifie pas toujours heureusement la muqueuse du canal. Il est essentiel

---

(1) Les crayons urétraux ont été employés aussi dans le traitement abortif. Cheyne a fait des bougies antiseptiques du calibre n° 10, composées de beurre de cacao, d'iodoforme, 0,30 centigr., d'essence d'eucalyptus, V gouttes. Le traitement est complété par des injections au sulfo-phénate de zinc et l'administration du copahu. Il a obtenu ainsi des succès rapides.

que les crayons contiennent très peu de cire, sinon ils fondent difficilement dans le canal ; ils y séjournent parfois assez longtemps à l'état de corps étrangers et parfois aussi passent dans la vessie. Leur introduction est parfois douloureuse, cause des hémorragies, ramène une suppuration qui inquiète les malades. Aussi ne faut-il jamais recourir à ces moyens chez les neurasthéniquest (1).

Nous en dirons à peu près autant des bougies enduites de cire médicamenteuse qui ont été préconisées par Unna, Casper, Stephan, etc... Ces bougies ainsi enduites dans leur totalité ou seulement à leur extrémité sont rapidement introduites dans l'urètre et on les retire quand on suppose la substance médicamenteuse suffisamment adhérente à la paroi de l'urètre.

Ces bougies peuvent être enduites avec des mélanges divers à l'iodoforme ou au nitrate d'argent suivant la formule suivante :

(1) Seidl a proposé le traitement abortif suivant :

Lorsque les phénomènes aigus de la blennorragie sont peu intenses ou modérés déjà par le traitement antiphlogistique, il introduit dans l'urètre un tube métallique évasé à son orifice supérieur, ayant une longueur de .7 à 8 centimètres et l'épaisseur d'une sonde urétrale de moyen calibre. Dans ce tube, à l'aide d'un mandrin métallique renflé en boule à son extrémité il introduit une mèche de tissu aseptique imbibé d'une solution antiseptique ou d'une poudre médicamenteuse (solution boriquée, ou de sublimé, iodoforme). Cette mèche enduite de lanoline à son extrémité est introduite profondément à l'aide du mandrin dans le tube que l'on retire ensuite en laissant la mèche dans l'urètre. Le malade la garde jusqu'à ce qu'il éprouve le besoin d'uriner. Après la miction il introduit une nouvelle mèche, et ainsi de suite jusqu'à la guérison qui, d'après Seidl, est obtenue complète et définitive en une quinzaine de jours. L'écoulement de purulent devient séreux. A ce moment on introduit, pour la nuit seulement, une mèche sèche saupoudrée du mélange suivant : oxyde de zinc ou tannin, 50 centigrammes ; poudre de lycopode, 20 grammes.

Nitrate d'argent.................   1 gr.
Beurre de cacao.................   100
Cire............................ 2 à   5

Ces applications diverses ne doivent se faire qu'à des intervalles de quatre ou six jours entre chaque séance. Nous croyons que d'une manière générale on doit leur préférer les instillations aqueuses ou huileuses.

II — DILATATION

La dilatation rend surtout des services dans les cas d'ancienne blennorragie, compliquée d'infiltrats plus ou moins organisés de la paroi du canal de l'urèthre. Ces infiltrats peuvent aller jusqu'à déterminer des rétrécissements plus ou moins circonscrits ou portant parfois sur une portion étendue du canal (rétrécissement large d'Otis). La dilatation se fait alors au moyen de bougies ou mieux avec les cathéters Beniqué : elle peut avec avantage être portée jusqu'au n° 50 et même un peu au delà. Dans certains cas on laisse séjourner le cathéter dans le canal pendant plusieurs minutes. Ces séances, faites une ou deux fois par semaine, et suivies d'un lavage du canal n'offrent aucun danger. Elles agissent en assouplissant la paroi du canal, en le dilatant de manière à empêcher l'arrêt des sécrétions dans les anfractuosités, en exerçant une sorte de massage qui favorise la résorption des exsudats. C'est un moyen précieux qui hâte souvent la guérison et rend plus efficace l'application des autres méthodes de traitement.

III — ENDOSCOPIE

Cette méthode d'exploration et de traitement, appliquée d'abord en France par Désormeaux, a été ra-

jeunie par les recherches entreprises à l'étranger
(Grünfeld) et surtout par les perfectionnements ap-
portés à l'instrumentation. Celle-ci se compose d'un
spéculum urétral en forme de sonde droite avec
mandrin mobile auquel s'adapte un appareil d'éclai-
rage fonctionnant à l'aide d'une pile électrique.

On introduit avec précaution le spéculum urétral
dans le canal en examinant l'état de la paroi qui est
progressivement refoulée par l'instrument. Arrivé
sur un point qui présente un aspect anormal, on
s'arrête et l'on procède à un nettoyage au moyen de
tiges métalliques munies d'un tampon de coton sté-
rilisé. Le traitement local est ensuite institué suivant
la nature de la lésion constatée : s'il s'agit de modifier un foyer d'infiltration, cautérisation au nitrate
d'argent à 1/30 ou à 1/10, au chlorure de zinc à 1/10
et 1/20, à la teinture d'iode ou à la glycérine iodée à
1/20 ou à 1/50, parfois cautérisation au sulfate de
cuivre ou au sublimé en solution alcoolique (Burck-
hardt). Les cautérisations peuvent être suivies de
saupoudrages directs à l'iodoforme ou avec des
poudres astringentes, acétate de plomb ou alun. On
préconise aussi les scarifications du point malade,
les cautérisations ignées, l'électrolyse, etc.

Un traitement analogue par les cautérisations convient également aux ulcérations de la muqueuse.

Enfin le raclage, le curetage, l'ablation par arra-
chement suivie de cautérisations, seront employées
contre les excroissances polypeuses ou papilloma-
teuses.

Il est incontestable que dans ces derniers cas le
traitement endoscopique a une supériorité absolue
sur toutes les autres méthodes. Mais ces néoplasies
inflammatoires sont assez rares et quand il ne s'agit

que des autres variétés de lésions, le traitement par les lavages, les instillations et par la dilatation donne d'aussi bons résultats que le traitement endoscopique. La plupart des auteurs reconnaissent que dans les cas ordinaires de la blennorragie chronique les résultats obtenus par le traitement endoscopique ne sont pas en rapport avec les difficultés de ce mode d'exploration et avec les inconvénients réels qu'il présente parfois, malgré toutes les précautions antiseptiques (1).

Résumé des méthodes de traitement topique. — En somme, il faut reconnaître que lorsqu'on est obligé d'en arriver à employer ces modes relativement compliqués d'exploration et de traitement, le cas à traiter échappe fréquemment à l'efficacité de nos moyens de traitement. Les lésions ne sont pas seulement alors à la surface de la muqueuse, elles ont atteint les tissus sous-muqueux, les glandes, etc..., et sont hors de la portée des applications topiques. Au début du traitement des blennorrhées chroniques, il faut donc toujours prévenir le malade que les résultats se feront attendre et soutenir son moral autant que possible. Si dans beaucoup de cas il est impossible d'obtenir l'abstention du coït, il faut au moins

(1) L'endoscope n'est pas applicable seulement à la blennorragie chronique. Cotes et Slater ont recommandé le traitement abortif suivant : Après avoir lavé le canal, on introduit l'endoscope chauffé et huilé jusque vers le cul-de-sac du bulbe. La paroi urétrale recouverte de mucus purulent est essuyée à l'aide d'un stylet recouvert de coton hydrophile, puis une autre boule de coton, imbibée de nitrate d'argent à 50 centigr. pour 30 grammes d'eau, est promenée assez rudement sur les points enflammés. Le traitement est complété par six injections par jour d'une solution de permanganate de potasse. Sur 42 cas la durée moyenne du traitement a été de 12 jours pour obtenir la guérison complète ; les gonocoques disparaissent du second au septième jour.

ne le permettre qu'en le réglant autant qu'on le peut. Les diverses méthodes d'exploration et de traitement seront combinées et variées suivant les indications de chaque cas particulier. Nous croyons pouvoir résumer l'ensemble de la conduite à suivre dans les termes suivants :

1° Examen de la miction, des urines et des filaments ; s'il y a lieu, exploration du canal suivie de lavage ; examen microscopique des sécrétions.

2° Instituer le régime et un traitement interne par les balsamiques ou les antiseptiques des voies urinaires.

3° Débarrasser le canal des gonocoques par des lavages au permanganate de potasse et, s'il y a lieu, des autres microbes par des lavages au sublimé à 1/20000.

4° Si les lavages sont insuffisants, pratiquer des instillations de nitrate d'argent ou de sublimé dans les points que l'exploration a montrés être le siège de lésions localisées (cul-de-sac du bulbe, urètre postérieur) ; essayer au besoin les lavages de l'urètre postérieur avec la sonde ; si le canal est épaissi, rétréci par des infiltrats inflammatoires pratiquer la dilatation progressive, en faisant des lavages antiseptiques.

5° Le traitement par les topiques doit être fait lentement avec des intervalles de repos qui permettent de juger des effets de la médication.

6° Essais de l'exploration endoscopique et traitement des lésions circonscrites suivant les méthodes indiquées plus haut.

Enfin, il ne faut pas oublier que, malgré les traitements locaux les plus habilement dirigés, certaines blennorragies échappent jusqu'à présent à l'action des moyens dont nous disposons. Il faut tenir le plus grand compte à ce point de vue de l'hygiène des malades, de leur état général et de leurs tendances constitutionnelles au rhumatisme, à la scrofule, à la neurasthénie, à la tuberculose. On a pu dire avec raison que la blennorragie est une véritable pierre de touche pour reconnaître le défaut de ces tempéraments. Cela est vrai pour la blennorragie chronique surtout, si diversement supportée au physique et au moral par les malades. Beaucoup d'individus sont d'une indifférence à peu près complète à la persistance des vieux écoulements ; d'autres, au contraire, s'en préoccupent outre mesure, s'attristent, deviennent hypocondriaques, neurasthéniques, sont voués à l'impuissance imaginaire ou même réelle. De bonne heure, leur moral devra être soutenu, prémuni contre les écarts d'imagination ; il faudra s'efforcer de les convaincre que ces suintements dépourvus de gonocoques ne peuvent avoir aucune influence fâcheuse sur leurs forces et sur leur santé.

La fréquence relative des échecs thérapeutiques chez certains malades affectés d'ancienne blennorragie rend particulièrement délicate, pour eux, la question du mariage. Nous croyons que, pour le permettre, il faut savoir réalisées les conditions de guérison posées au début de cette étude, à savoir : 1° absence définitive des gonocoques dans les sécrétions urétrales ; 2° les filaments doivent être purement muqueux, ou ne contenir que des cellules épithéliales ; 3° pas de complication urétrale, rétrécissement, prostatite chronique, etc... Il est difficile d'exiger davantage dans la pratique. Toutefois, s'il existe encore dans le canal une ancienne infection non gonococcique démontrée par l'examen microsco-

pique des filaments, il faut, sans retard, instituer un
traitement général par les balsamiques et un traitement local par les lavages au sublimé à 1/20000 ou
à l'ichtyol à 1/100; si le malade est intelligent, soigneux, il pourra lui-même faire ces lavages pendant
longtemps d'une manière plus ou moins régulière,
jusqu'à ce que l'examen microscopique ait démontré
la désinfection achevée de l'urètre. Si le mariage
est conclu, on devra faire continuer ce même traitement; le coït ne sera pratiqué qu'après la miction,
et la femme devra régulièrement faire de grandes
injections vaginales antiseptiques (1).

(1) Lire sur ce sujet l'intéressant travail de Janet : Récepti-
vité de l'urètre et de l'utérus; blennorragie et mariage. (*Annales des maladies des organes génito-urinaires*, août 1893.)

CHAPITRE V

Traitement de la cystite blennorragique.

Le repos au lit a une influence très marquée sur les phénomènes les plus pénibles de la cystite blennorragique : après 24 ou 48 heures de repos, il n'est pas rare de voir la cessation de l'hématurie et une diminution très sensible des douleurs et du nombre des mictions. En même temps, on peut prescrire des applications chaudes sur le ventre, cataplasmes, flanelle, etc., les bains généraux, un purgatif léger et des boissons émollientes. Le lait est la boisson qui convient par excellence, et dans les cas aigus, nous instituons immédiatement le régime lacté; dans les cas d'intensité moyenne, nous recommandons des repas légers avec le lait comme boisson. Le lait est d'autant plus indiqué que l'albuminurie est assez fréquente. Bien souvent et malgré le traitement local, nous n'avons vu certaines cystites s'amender franchement qu'à partir du moment où l'on soumettait les malades au régime lacté. On peut prescrire aussi des boissons rafraîchissantes, les tisanes de chiendent, de pariétaire, d'uva ursi, etc., certaines eaux minérales légères, comme Evian, Vittel, etc...

Ce traitement par le repos et par le lait peut suffire dans quelques cas, mais il y a toujours avantage à prescrire en même temps les médicaments antiseptiques des voies urinaires. A leur tête peuvent être placés le salicylate et le borate de soude. Nous avons essayé aussi récemment le chlorate de soude, mais il ne nous semble pas avoir une action aussi favorable, au moins à doses égales.

Ainsi qu'un grand nombre d'auteurs, nous avons employé avec succès le salicylate de soude. Certains auteurs en ont prescrit jusqu'à 8 et 10 grammes par jour (Furbringer). Nous n'avons jamais dépassé la dose de 6 grammes en potion ou en limonade. L'action de ce médicament a été manifeste dans un grand nombre de cas que nous avons vus guérir sans autre intervention. Mais il est parfois insuffisant, même aidé par le régime lacté, et il faut recourir en même temps au traitement local.

Ce que nous venons de dire du salicylate de soude s'applique aussi au salol très vanté contre la cystite aussi bien que contre l'urétrite, mais que nous avons toujours trouvé, pour notre part, inférieur au salicylate de soude. Son emploi aux doses moyennes de 2 à 4 grammes ne doit pas cependant être dédaigné parce qu'il est parfois mieux toléré par les voies digestives que le salicylate de soude.

D'autres alcalins, tels que le bicarbonate de soude à hautes doses, et surtout le biborate de soude aux doses moyennes de 4 à 6 grammes par jour, rendent les plus grands services. Le biborate de soude nous a paru avoir une action comparable à celle du salicylate de soude. On prescrit aussi l'acide borique aux doses de 1 à 4 grammes par jour, l'acide benzoïque, le benzoate de soude; ces deux dernières préparations sont inférieures aux précédentes.

Les *balsamiques* trouvent aussi leur application dans la cystite blennorragique subaiguë, et agissent utilement sur la muqueuse vésicale et sur la muqueuse urétrale. Audry recommande la potion de Chopart qu'il prescrit en capsules.

Citons encore le chlorate de potasse (3 à 5 grammes par jour), l'acide oxalique (40 à 50 centigrammes par jour), préconisé dans ces derniers temps par Marsh et Renaud. Ce dernier auteur donne jusqu'à 1 gramme par jour dans une potion.

Certains médicaments combattent divers symptômes; citons en première ligne l'opium qui diminue les douleurs et le nombre des mictions, tout en favorisant le sommeil; les potions opiacées, les injections de morphine, les lavements laudanisés, les suppositoires morphinés ou cocaïnés, sont prescrits dans ce but. Contre la douleur, certains auteurs conseillent la muscade que nous avons essayée sans grand succès. Contre l'hématurie, on a aussi préconisé l'emploi de l'ergotine.

Traitement local. — Beaucoup de cystites blennorragiques, même parmi celles qui débutent bruyamment, qui s'accompagnent de douleurs vives, de mictions fréquentes et pénibles, d'hématurie abondante, cèdent parfois très rapidement au repos et au traitement interne. Il faut donc en attendre pendant quelques jours les effets et ne pas commencer trop tôt le traitement local. Celui-ci consiste en lavages et en instillations de solutions antiseptiques et caustiques.

Les lavages peuvent se faire sans sonde chez beaucoup de sujets dont l'urètre se laisse facilement forcer par le liquide du siphon. La pression sera aussi modérée que possible, et l'on arrête le jet dès que la vessie contient au plus une centaine de grammes de liquide. Mais chez quelques malades, le spasme s'oppose à la pénétration du liquide, et l'on est obligé de laver la vessie à l'aide de la sonde molle de caoutchouc. On cesse le lavage lorsque le liquide qui sort de la vessie est parfaitement clair et, s'il s'agit d'une solution non caustique, on peut en laisser une certaine quantité dans la vessie.

L'acide borique en solution saturée ou à 2 0/0 convient pour ces lavages; fréquemment, nous lui associons l'acide salicylique à 1/3000 ou à 1/2000. Nous préférons ces lavages à l'acide borique ou boro-salicylique aux lavages faits avec d'autres substances telles que le chlorate de potasse, l'acide phénique, l'ichtyol, le sublimé, etc..., qui ont été également préconisés en pareil cas; les lavages boriqués sont faits une ou deux fois par jour suivant les cas.

Les lavages au nitrate d'argent ne doivent être faits qu'avec la sonde. On emploie des solutions faibles à 1/1000, 1/500, rarement 1/100. Il vaut mieux évacuer toujours la solution par la sonde; dans un cas où le liquide avait été évacué au bout d'un certain temps par la miction, nous avons vu survenir une orchite par le fait de la recrudescence de l'urétrite provoquée par le nitrate d'argent. De même que les instillations, les lavages au nitrate d'argent ne peuvent être faits que tous les deux ou trois jours.

Les instillations de nitrate d'argent en solutions concentrées nous paraissent de beaucoup préférables aux lavages faits avec les solutions faibles. On les pratique comme pour le canal avec la seringue et la sonde à instillation de Guyon avec des solutions à 1/50 et tous les deux ou trois jours seulement. Très souvent il est indiqué de faire en même temps l'instillation dans l'urètre postérieur. On injecte de dix à trente gouttes suivant les cas. Les effets de ces instillations sont parfois merveilleux, et dans beaucoup de cas une, deux, trois instillations font cesser tous les symptômes. Dans quelques cas le traitement doit être continué assez longtemps, mais jusqu'à présent nous avons toujours vu les cystites les plus intenses céder à l'emploi de ces trois prescriptions : régime lacté, lavages boriqués ou boro-salicylés, instillations de nitrate d'argent à 1/50. Il faut ajouter que les instillations ont dans le traitement un rôle plus important et plus décisif que les lavages, dont on pourrait souvent se passer. De plus on peut les utiliser même dans la période aiguë, tandis que les lavages à ce moment sont mal tolérés.

De préférence aux lavages au sublimé, M. Guyon recommande aussi les instillations faites progressivement avec une solution non alcoolique au sublimé de 1/5000 à 1/1000. La vessie étant vidée, on commence les instillations dans l'urètre postérieur et on les continue dans la vessie. On injecte en tout vingt à trente gouttes de la solution.

On peut encore injecter dans la vessie de l'iodoforme, environ 1 gramme en suspension dans la glycérine, la vaseline liquide, ou dans l'huile stérilisée. M. Desnos a recommandé dans les cas subaigus l'injection de 20 à 30 grammes de rétinol salolé à 6/100. On a aussi employé avec succès les lavages à l'ichtyol à 1/100.

Enfin quand la cystite passe à la chronicité il faut persévérer dans l'emploi des lavages et des instillations argentiques faites à intervalles réguliers; persévérer dans le régime lacté auquel on adjoint

parfois les eaux recommandées en pareil cas, Evian,
Vittel, Contrexéville, etc..., ou les tisanes d'uva ursi,
de pareira brava; les balsamiques, le santal, la térébenthine sont indiqués.

CHAPITRE VI

Traitement des manifestations rénales de la blennorragie (1)

1° **Pyélo-néphrite blennorragique.** — Le traitement local de la pyélo-néphrite blennorragique est avant tout celui de la blennorragie et de la cystite (lavages, instillations argentiques, etc...). Très souvent il faut explorer le canal et s'assurer si quelque rétrécissement n'entretient pas la suppuration.

Presque toujours il faut avoir recours au régime lacté, mitigé dans les cas bénins, absolu dans les cas graves; on peut y adjoindre les boissons diurétiques ou alcalines. Les révulsifs à la région rénale seront appliqués : pointes de feu, ventouses sèches ou scarifiées, teinture d'iode, sinapisation.

L'antisepsie urinaire par la médication interne s'impose ici. En 1886, Terrier a prescrit le biborate de soude à la dose de 6 à 15 grammes. L'acide borique (Gaucher) a été employé également, ainsi que le salol, le salicylate de soude, le benzoate de soude. Les balsamiques et le salol ont été accusés de provoquer des altérations rénales. Nous n'avons jamais vu le fait se produire pour le salol prescrit à la

(1) BALZER et SOUPLET. *Soc. de Dermatologie*, 1891, et *Annales de Dermatologie*, 1892, p. 122. — SOUPLET. *Th. de Paris*, 1893. — BALZER et JACQUINET. *Semaine Médicale*, n° 52, 1893.

dose de 2 à 5 grammes par jour ; une réaction commence à se faire également en faveur des balsamiques. Nous prescrivons souvent le copahu et les pilules de térébenthine cuite. Zeissl donne le tannin à la dose de 1 gramme par jour.

Les soins hygiéniques ont une valeur presque aussi grande que celle des prescriptions médicamenteuses : au début, repos à la chambre, au lit autant que possible. Plus tard, éviter les refroidissements, les fatigues, les excès quelconques. De cette façon on voit survenir des améliorations assez rapides; mais il faut toujours compter que la pyélo-néphrite sera d'assez longue durée. Enfin certains cas graves sont du domaine de la chirurgie.

2° Albuminurie par infection générale. — Avant tout, régime lacté, puis traitement de la blennorragie par des moyens locaux, lavages, injections. Repos aussi complet que possible. Dans la plupart des cas, les symptômes disparaîtront souvent en quelques jours. Comme nous l'avons dit, l'emploi des balsamiques ne nous a jamais paru présenter d'inconvénients : certains auteurs aujourd'hui les recommandent même au cours des affections brightiques.

Pour notre part, nous cessons de les prescrire dans les cas où l'albuminurie est abondante, car nous plaçons alors le régime lacté au-dessus de toutes les médications.

CHAPITRE VII

Cowpérite et abcès périurétraux

Il n'est pas rare de voir des cowpérites intenses, avec infiltration inflammatoire volumineuse, se terminer par la résolution. Aussi est-il indiqué de n'employer le bistouri qu'après avoir constaté la fluctuation ou tout au moins une certaine rénitence profonde indiquant la formation du'pus. Le repos absolu, les bains de siège très chauds, les applications froides ou émollientes seront essayés d'abord. Toutefois il ne faut pas attendre trop longtemps, car le foyer peut s'ouvrir dans l'urètre; dès qu'une ouverture large est faite, le foyer s'évacue et la guérison ne se fait pas attendre.

Les abcès périurétraux réclament le même traitement que la cowpérite. Très souvent ces abcès se développent autour des follicules qui avoisinent le frein dans le sillon balano-préputial. Il faut les ouvrir de bonne heure. Mais souvent le malade ne vient consulter que lorsqu'il existe déjà un trajet fistuleux plus ou moins tortueux qui pénètre parfois jusque dans le canal. La cautérisation ignée est le meilleur moyen de tarir ces fistules : on peut la pratiquer avec une aiguille ou un fil de platine rougis à la flamme de la lampe à alcool.

Quant aux abcès périurétraux plus volumineux

qui se trouvent ordinairement sur le trajet du corps spongieux, il faut les inciser dès que le foyer purulent est formé, de manière à éviter leur évacuation intra-urétrale qui nécessiterait une intervention chirurgicale plus importante.

CHAPITRE VIII

Traitement de la prostatite.

Le traitement peut se résumer de la manière suivante :

1° Repos absolu.

2° Grands bains tièdes et bains de siège répétés plusieurs fois par jour, application de compresses humides et chaudes au périnée.

3° Combattre la constipation au moyen des lavements ou des laxatifs légers. Reclus a conseillé les lavements d'eau très chaude à 45° ou 50° (1).

4° Combattre la fièvre à l'aide du sulfate de quinine.

5° Pas de cathétérisme, s'il n'est pas absolument nécessaire. En cas de rétention d'urine, employer la sonde molle de caoutchouc et si le passage est impossible, la ponction hypogastrique.

6° Calmer les douleurs au moyen des injections de morphine, des lavements laudanisés, des suppositoires à la morphine, à l'ichtyol ou à l'extrait de belladone.

7° Si la résolution n'a pu être obtenue, il faut inci-

(1) Ces lavements répétés plusieurs fois par jour ont donné récemment un succès remarquable dans un cas que nous avons observé avec le Dr Humbert; la tuméfaction de la prostate était telle que le rectum était presque complètement obstrué; pourtant les lavages prolongés amenèrent la résolution et le malade quitta l'hôpital dans un état satisfaisant.

ser dès qu'on a acquis la conviction qu'il s'est formé un abcès, afin d'éviter l'issue du pus dans l'urètre. L'incision doit être faite de préférence au périnée de manière à faciliter l'écoulement du pus et la pratique de l'antisepsie.

Le traitement de la prostatite chronique n'exclut pas l'intervention du côté de l'urètre comme celui de la prostatite aiguë; au contraire il y a grand avantage à modifier l'urétrite chronique qui accompagne la prostatite. Les instillations de nitrate d'argent à 1/50 en solution ou en suspension dans un corps gras comme la lanoline peuvent être essayées avec succès. On peut aussi employer les instillations de sublimé à 1/5000 (Desnos).

Du côté du rectum, on agira au moment des poussées inflammatoires de la même manière que pour la prostatite aiguë par les lavements laudanisés et les suppositoires, surtout par les suppositoires à l'iodoforme, à l'iodol ou à l'ichtyol.

On pourra aussi employer à ce moment les lavements d'eau très chaude. Certains auteurs, toutefois, conseillent de préférence les bains de siège froids et les applications froides au périnée. La constipation doit être évitée soigneusement.

Le traitement général a ici une grande importance, surtout quand il s'agit de malades affaiblis et que la préoccupation excessive de leur état conduit à la neurasthénie : la régularisation des fonctions digestives, l'exercice modéré, l'hydrothérapie, les bains de mer, le séjour à la campagne, l'emploi des stimulants et des toniques donneront souvent de bons résultats.

CHAPITRE IX

Traitement de l'orchite.

Prophylaxie. — Éviter toutes les fautes de régime ou d'hygiène qui peuvent aggraver la blennorragie ; porter un bon suspensoir ; nous croyons pouvoir ajouter aussi, traiter la blennorragie par les grands lavages qui, s'ils ne réussissent pas toujours d'une manière complète, diminuent toujours de beaucoup l'inflammation et ses chances de propagation (1).

Traitement local. — 1° Repos au lit. La marche, la fatigue, la station debout ont la plus fâcheuse influence sur l'orchite : elles exagèrent le gonflement, la douleur et par suite l'intensité des phénomènes généraux. Très souvent il nous est arrivé, après seulement vingt-quatre heures de séjour au lit, d'observer non seulement la cessation ou la diminution des phénomènes locaux les plus pénibles, mais aussi la cessation de la fièvre, et même la disparition de l'albumine constatée dans l'urine à l'entrée du malade. Au bout de quarante-huit heures, cette amélioration est, pour ainsi dire, la règle.

2° Immobiliser les testicules. La planchette échancrée doit être abandonnée ; gênante et inutile dans le décubitus latéral, elle est parfois mal tolérée même dans le décubitus dorsal. Il vaut bien mieux relever

(1) *Thérapeutique médic chirurgicale de l'orchite blennorragique*, par BÉRANCÈS (Th. de Paris, 1893).

les testicules à l'aide d'un bandage en T, ou mieux encore à l'aide d'une serviette-éponge ou d'un caleçon de bain ouaté.

3° Les applications externes sont nombreuses. Beaucoup de médecins s'en tiennent encore aux classiques cataplasmes laudanisés. Nous préférons de beaucoup les applications froides que nous pratiquons au moyen de compresses d'eau blanche dans les cas les moins douloureux. Quand la douleur est très vive, notamment dans les cas compliqués de funiculite, l'emploi de la vessie de glace est indiqué (1). On a toujours soin de ne pas la mettre en contact immédiat avec le scrotum dont elle sera séparée par une compresse de toile.

Le stypage au chlorure de méthyle, recommandé par Ducastel, de la Valle, Bailly, nous rend également de précieux services à ce point de vue. Un jet de chlorure de méthyle congèle un gros tampon d'ouate hydrophile que l'on applique ensuite plusieurs fois sur la peau de la partie malade qui blanchit légèrement. Ces applications peuvent être répétées plusieurs fois par jour dans les cas très douloureux, et le soulagement qu'elles procurent dure souvent assez longtemps. Elles causent parfois un léger érythème, d'ailleurs sans importance. Enfin dans certains cas exceptionnels on pourra avoir recours à quelques injections de chlorhydrate de morphine. L'emploi du *gaïacol* (2) nous a donné dans ces derniers temps des résultats extrêmement favorables. Employé dans diverses affections par Sciolla, Saillet, Bard, Robillard,

---

(1) M. Reclus recommande aussi les applications d'eau chaude à 55°.

(2) *Des badigeonnages de gaïacol dans le traitement de l'orchite*, par F. BALZER et R. LACOUR. Soc. des hop., 6 avril 1894.

Guignard, Moissy, etc., le gaïacol peut être employé :
1° à l'état pur en badigeonnages (doses : 1 à 2 gr.) sur
la région abdomino-iliaque et inguinale; 2° sur le
scrotum, en pommade : 3 grammes à 5 grammes pour
30 grammes de vaseline. On pourrait aussi employer
des compresses ou des pulvérisations d'eau gaïa-
colée. La cuisson d'abord vive est suivie d'une sensa-
tion de chaleur très supportable; bientôt les douleurs diminuent, la température s'abaisse, le calme
revient et le malade peut se reposer et dormir. En
un mot, les badigeonnages de gaïacol font cesser
tous les symptômes pénibles de l'épididymite. Parfois un seul badigeonnage suffit; ou bien il en faut
deux par jour pendant deux ou trois jours. L'action
résolutive est peu accentuée, c'est surtout sur les
symptômes qu'agissent les badigeonnages; jusqu'ici
aucun des moyens de traitement que nous avons
employés ne nous a donné des résultats aussi rapides et aussi satisfaisants. Nous nous sommes servi
du gaïacol alpha qui nous avait été remis par
M. Behal, pharmacien de l'hôpital Ricord. Le mode
d'action est probablement complexe : l'absorption se
fait sans doute surtout par l'inhalation pulmonaire
et aussi par la peau dont l'épiderme est facilement
altéré. Mais l'action sédative doit surtout avoir pour
point de départ l'effet exercé par le gaïacol sur les
nerfs cutanés et transmis à la fois aux centres de la
thermogénèse et sans doute par voie réflexe aux
nerfs du cordon et du testicule.

Divers autres moyens sont discutables : les badigeonnages résolutifs à l'acide phénique (1 gramme
pour 10 grammes d'alcool) préconisés par Diday et Lar-
dier, sont d'une application douloureuse, malgré
l'emploi de la cocaïne. Ils doivent être faits deux ou

trois fois avec un pinceau jusqu'à ce que la peau
prenne un aspect nacré. Cette pratique peut chez
certains individus compromettre l'intégrité du tégument externe. Trzcinski (de Varsovie) enveloppe
complètement le testicule dans une compresse de
toile enduite d'une pommade de nitrate d'argent à
1/10; le tout est recouvert d'un bandage ouaté. Au
bout de vingt-quatre heures on trouve la peau colorée
en noir et on remplace ce bandage par un simple
pansement ouaté. Ce traitement, un peu douloureux
d'abord, amène ensuite un rapide soulagement.

Certains auteurs considèrent avec Velpeau la *compression* comme un des bons moyens de traitement
de l'orchite. Elle peut se faire avec les bandelettes
de diachylon ou d'emplâtre de Vigo (Fricke), ou avec
un bandage ouaté exactement appliqué et serré à
l'aide de bandes de tarlatane mouillée (Desnos).

Il faut rejeter les frictions avec l'onguent mercuriel belladoné si souvent prescrit et qui souvent
cause des érythèmes, des éruptions eczématiformes
parfois très étendues et aussi assez fréquemment des
stomatites plus ou moins intenses. Même abandon
pour les applications irritantes de teinture d'iode, de
collodion, etc...

Les sangsues sont aussi trop souvent prescrites.
Elles ne peuvent rendre des services que dans les
cas de funiculite très douloureuse, dans les cas où
l'on peut craindre le développement d'une péritonite
par propagation. Elles doivent toujours être appliquées non sur le scrotum, mais uniquement sur le
trajet inguinal du cordon. M. Fournier recommande
de les appliquer en nombre suffisant, 12, 15, 20.

Le même auteur recommande encore dans les cas
d'orchite douloureuse avec épanchement la ponction

capillaire évacuatrice qui détermine parfois un soulagement presque immédiat et qui est sans danger
si on la pratique avec les soins antiseptiques nécessaires. Quant aux mouchetures que l'on faisait autrefois elles sont aujourd'hui abandonnées.

Enfin Thiery et Fosse ont recommandé les pulvérisations faites avec une solution phéniquée à 1/50, à
35° ou 40°, et renouvelées deux ou trois fois par jour
pendant vingt minutes.

Dès qu'une orchite se déclare, tout traitement local
de l'urétrite par les injections ou par les lavages
doit être suspendu. Nous considérons l'orchite comme
une indication formelle à leur cessation. Nous avons
vu par leur fait non seulement des orchites récentes subir une recrudescence, mais des rechutes
se produire dans des épididymes qui avaient été atteints plusieurs mois et même plus d'une année au-
paravant.

Traitement général. — C'est celui de la blennorragie. Pendant la période fébrile, les laxatifs
combattent l'embarras gastrique et la constipation.

En outre certains médicaments peuvent être utilement prescrits au cours de l'orchite. Plusieurs auteurs,
parmi lesquels il faut citer d'abord M. Martel (de
Saint-Malo), ont préconisé l'anémone pulsatille (1) :

> Teinture d'anémone pulsatille....... XXX gouttes.
> Sirop de sucre.................... 120 gr.

Cette potion administrée par cuillerée à bouche
toutes les deux heures a une heureuse action sur
l'élément douleur (Bazy).

Le sulfate de quinine est utile parfois dans cer-

---

(1) DORMAND, *Thèse de Paris*, 1888.

taines formes fébriles ou accompagnées de névralgie intermittente.

Nous sommes surtout disposé à croire à l'utilité réelle du salol ou mieux du salicylate de soude [Henderson (1), Ducastel, Chauffard, Pigornet (2)]. Nous le prescrivons depuis plusieurs années au cours de la blennorragie compliquée ou non d'orchite. Nous n'allons pas jusqu'à la dose de 6 grammes qui a été prescrite, nous en faisons prendre 2 à 4 grammes par jour en potion, ou en cachets. Dans les cas bénins nous prescrivons seulement la limonade salicylée (3). Cette médication nous paraît pouvoir être utile non seulement contre l'orchite dont les souffrances peuvent être atténuées, mais aussi contre l'urétrite qui, suivant nous, ne peut plus être justiciable que du traitement interne.

Pour la même raison, et contrairement à quelques auteurs, nous croyons que le traitement par les balsamiques doit être continué pendant l'orchite dès que la période fébrile est passée. Nous l'associons fréquemment au salicylate de soude en tenant compte, bien entendu, des susceptibilités de l'estomac. C'est surtout à partir du moment où l'orchite entre franchement en résolution que ce traitement intense sera repris.

C'est aussi à ce moment que l'on peut employer les divers appareils compressifs et notamment les bandelettes de Vigo et les bandages ouatés.

Quand le malade commence à ne plus souffrir à l'occasion des mouvements, on peut lui permettre de

(1) HENDERSON, *The Lancet*, 1882.
(2) PIGORNET, *Thèse de Paris*, 1886.
(3) Voir page 7.

se lever pour prendre ses repas ; plus tard on lui permet de rester couché sur une chaise longue ou assis une partie de la journée, à mesure que la résolution fait des progrès.

Les bains peuvent aussi être utiles quand la fièvre et les grandes douleurs ont cessé.

Enfin, dans les cas ordinaires, au bout d'une quinzaine de jours, le malade peut être en état de quitter la chambre. Il faut alors lui prescrire un suspensoir qui maintienne les testicules dans une immobilité aussi complète que possible pendant la marche.

De nombreux suspensoirs (Langlebert, Boullé, Horand, Diday) se trouvent dans le commerce et peuvent être utilisés. L'un des plus connus est le suspensoir Horand : il est composé d'une couche épaisse d'ouate qui enveloppe le scrotum ; d'un morceau de caoutchouc percé d'un trou pour la verge, et d'un morceau de toile également perforé qui recouvre le tout et que l'on peut resserrer par des filets de manière à exercer une compression qui maintient solidement tout l'appareil. Même à la période aiguë, cette immobilisation diminue très notablement les douleurs, au point qu'on a même proposé de traiter l'orchite sans astreindre les malades au repos, pratique condamnable en thèse générale et qui ne peut être employée qu'à titre exceptionnel.

CHAPITRE X

Traitement de la blennorragie de la femme.

La blennorragie de la femme peut être limitée aux organes génitaux externes ou bien atteindre l'utérus, les annexes de l'utérus et le péritoine. Ces dernières localisations intéressent plus particulièrement le gynécologue et nous ne nous occuperons dans cet ouvrage que du traitement des localisations externes, de la maladie envisagée à l'état aigu et à l'état chronique. Le traitement de la gonorrhée de la femme, admet Neisser, est beaucoup plus difficile que celui de la gonorrhée de l'homme. Il doit être institué promptement et énergiquement, et suivi minutieusement par l'examen microscopique fréquent des exsudats.

Traitement de la vulvo-vaginite. — Le traitement consiste à rendre les voies génitales inhabitables pour les microbes qui pullulent dans la blennorragie féminine et parmi lesquels il faut réserver la première place au gonocoque de Neisser. Les soins de propreté, lavages, bains, injections, sont des éléments nécessaires du traitement antiseptique qu'il s'agit d'instituer. Les agents de désinfection devront être portés jusque dans la matrice, si l'on veut compléter autant que possible l'antisepsie nécessaire à la guérison.

Pendant la période aiguë les souffrances sont sou-

vent trop vives pour que l'on puisse intervenir énergiquement. On est obligé de se contenter de faire une
antisepsie passagère et de s'adresser aux agents les
plus facilement tolérés. Il faut avoir recours aux
injections vaginales; souvent la canule même très
petite provoque des contractions douloureuses du
vagin qui rendent son introduction difficile. Les bains
généraux prolongés, les lavages, les tampons ou
les compresses de tarlatane imbibée d'eau boriquée
ou de solution de sublimé (1/4000 à 1/1000) peuvent
seuls être employés pendant quelques jours. Au traitement s'ajoutent le repos au lit, les grands bains ou
les bains de siège.

Dès que les injections sont possibles, il faut les pratiquer avec les divers agents antiseptiques préconisés
par les auteurs, ou même seulement avec de l'eau
chaude. Les solutions d'acide borique, de sublimé à
1/4000, d'acide phénique à 1/100, de chloral de 30 à
10/1000, de permanganate de potasse de 1 à 4/1000,
de coaltar, etc., sont les plus fréquemment employées. Il faut citer aussi les injections à la fois
antiseptiques et astringentes au sulfate de cuivre, 10
à 15/1000, au sulfate de zinc à 10/1000, au chlorure
de zinc à 10/1000 (Fritsch), etc... Nous mentionne-
rons encore les injections au tannin, au borax, au
bicarbonate de soude, au chlorate de potasse, à la créoline, au naphtol (0.40/1000), au lysol, à la résorcine,
à l'icthyol, au naphtolate de soude (microcidine).
Emmet recommande le chlorhydrate d'ammoniaque
à 1/1000.

Nous avons surtout employé à l'hôpital de Lourcine les injections de sublimé à 1/4000 ou les injections de biiodure de mercure à 1/4000. M. Verchère
recommande instamment les injections de sublimé à

1/2000 à la période aiguë et plus tard les injections de sublimé à 1/1000. La solution de sublimé doit être faite sans alcool et pour éviter toute possibilité, d'intoxication mercurielle il faut seulement avoir soin de recommander à la malade d'évacuer complètement le liquide retenu en arrière de l'anneau vulvaire, en pesant sur la fourchette avec la canule ou mieux avec le doigt.

Les injections doivent être répétées trois ou quatre fois par jour, autant que possible avec plusieurs litres de liquide. Nous préférons les injections ainsi répétées à l'irrigation continue que nous avons essayée autrefois à Lourcine sans avantage bien marqué et qui n'est d'ailleurs applicable qu'à un petit nombre de cas.

Nous n'avons pas à décrire longuement l'instrumentation; tous les récipients peuvent convenir pourvu qu'on puisse facilement les nettoyer à l'aide de l'eau bouillante; on se sert surtout des appareils en verre ou en tôle émaillée munis d'un tube de caoutchouc auquel s'adapte une canule en verre.

Dès que l'état du vagin et de la vulve permet l'introduction du speculum, ces mêmes lavages peuvent être faits d'une manière encore plus complète. Le speculum déplie tout le vagin et fait pénétrer partout une irrigation vigoureuse qui entraîne toutes les sécrétions. Ces lavages précèdent l'application des pansements dont il nous reste à parler et qui vont constituer un mode d'antisepsie continue.

A une certaine époque on a beaucoup employé les poudres astringentes, tannin et lycopode, tannin et acide borique, poudre de tan, poudre de feuilles de chêne, etc... Elles ont l'inconvénient d'adhérer trop étroitement aux parois du vagin. Le mucus s'amasse autour de la masse pulvérulente et les malades ont peine à s'en débarrasser au moyen des injections; on ne peut y arriver qu'avec l'aide de lavages faits avec le speculum. Nous préférons les poudres antiseptiques (iodoforme, sous-nitrate de bismuth), et surtout celles qui peuvent facilement se dissoudre dans l'intérieur du vagin. Nous avons ainsi employé pendant longtemps l'alun, le benzoate de soude et surtout le borate de soude. Ces préparations peuvent être portées dans le vagin par les malades elles-mêmes au moyen de porte-topiques divers. Le borate de soude se dissout lentement dans le vagin et l'écoulement du liquide produit à la vulve une légère cuisson, plus vive s'il y a des érosions. Mais les malades dans ce cas peuvent introduire dans le vagin un tampon qui retient cet écoulement, et, si cela est nécessaire, faire cesser cet inconvénient au moyen d'une simple injection d'eau chaude qui dissout la poudre et l'entraîne immédiatement (Foveau, *Th. de Paris*, 1888).

Mieux que ces poudres diverses, l'emploi des tampons répond à toutes les indications du traitement de la vaginite. Ils ont le double avantage d'isoler les parois du vagin et de les modifier d'une manière permanente. Ils doivent être appliqués à l'aide du speculum et disposés dans les culs-de-sac de manière à empêcher le contact du col de l'utérus avec le vagin. On se sert habituellement de tampons de coton hydrophile ou bien de lanières de gaze antiseptique (à l'iodoforme ou au salol) dont on peut bourrer le vagin.

Les tampons peuvent être imbibés d'un grand nombre de substances : glycérolés de tannin ou à l'ichtyol, glycérine iodoformée à 5/100, iodolée, résorcinée, phéniquée, etc., solutions aqueuses de tannin, d'acide phénique, de chloral, etc., solutions huileuses de salol; vaseline dans laquelle on incorpore l'iodoforme, le salol, l'aristol, l'iodol, le sous-nitrate de bismuth, la résorcine, l'ichtyol, etc. L'iodoforme est une des préparations les plus fréquemment employées de 5 à 10 grammes pour 30 grammes de vaseline. Les tampons de glycérine à l'ichtyol ont été employés par Freund et Colombini de 5 à 10/100, ou avec la vaseline de 10 à 15/100.

La glycérine est un des meilleurs excipients que l'on puisse employer, car elle a une action propre des plus favorables sur la vaginite. Nous avons essayé dans ces dernières années un autre agent qui peut également servir d'excipient à un grand nombre de substances antiseptiques, le rétinol (1). Ce produit résultant de la distillation sèche de la colophane peut être employé en tampons de rétinol pur, ou de rétinol associé au salol, au naphtol, à la résorcine, au camphre, à l'acide phénique, etc. Il a donné des résultats très satisfaisants dans le traitement de la vaginite. Bonnet et Petit conseillent surtout le rétinol résorciné à 1/100.

Le tamponnement du vagin peut, dans certains cas, être utilement précédé de cautérisations au nitrate d'argent à 1/50 ou à 1/30, faites avec le speculum et à l'aide de pinceaux de coton hydrophile imbibés de la solution et promenés avec soin sur toute la surface du vagin.

Le bleu de méthylène a été employé avec succès par Richard d'Aulnay et Verchère. Après nettoyage de la cavité vaginale avec la solution de sublimé à 1/1000, on introduit plusieurs tampons d'ouate hy-

(1) BALZER et CHEVALET. *Médecine moderne.* 1890. — BARBIER, *Du rétinol et de son emploi en thérapeutique.* Th. de Paris, 1890.

drophile imbibés d'une solution de bleu de méthylène à 1/10 à laquelle on ajoute 1 centigramme de
potasse. Ce pansement, maintenu par des tampons
secs placés à l'orifice du vagin, est laissé en place
pendant deux jours. On le remplace par des tampons
enduits de glycérine, renouvelés eux-mêmes au bout
de 48 heures par des tampons saupoudrés d'iodoforme. La guérison de la vaginite dans la plupart des
cas est ainsi obtenue du quatrième au sixième jour.

Après le tamponnement du vagin, on fait le pansement de la vulve. Si la femme garde le lit, on peut
se contenter de compresses de mousseline ou de tampons imbibés de sublimé à 1/1000, qu'elle renouvelle plusieurs fois par jour. Si elle doit se lever, le
pansement est méthodiquement disposé de manière
à bien isoler les lèvres de la vulve et l'on maintient le
tout par un bandage en T.

Il est évident que le seul pansement vraiment efficace
et pouvant offrir les garanties nécessaires est celui
que peut faire le médecin avec le speculum. Mais il est
incontestable aussi que bien des malades sont dans
l'impossibilité de se faire traiter de cette manière.
Les injections, les lavages prolongés et répétés, les
bains avec speculum grillagé, constituent alors la
base du traitement; les malades peuvent aussi intro
duire elles-mêmes des tampons peu volumineux dans
le vagin; elles peuvent avoir recours aux poudres
médicamenteuses dont nous avons parlé plus haut et
introduites sur des tampons ou à l'aide de porte-topiques; enfin elles peuvent se servir des *suppositoires
vaginaux*. On trouve dans le commerce, sous le nom
de cônes, d'ovules, etc., des suppositoires auxquels
on incorpore à volonté l'iodoforme, le chloral, le
salol, le naphtol, le sublimé, la résorcine, etc. Ces

suppositoires à base de beurre de cacao, de gélatine ou de grénétine, associées à la glycérine, peuvent être facilement introduits dans le vagin par les malades après leur injection du soir; ils se dissolvent lentement pendant la nuit et la substance médicamenteuse se répand sur toute la surface du vagin.

Le défaut de ce pansement est encore de ne pas être abordable pour toutes les bourses. Nous avons essayé d'employer à l'hôpital de Lourcine des pâtes préparées avec des mélanges de rétinol, de colophane et de borate de soude; on peut encore faire des mélanges à base de rétinol additionnés de cire ou de savon avec diverses préparations antiseptiques. Les pâtes doivent être faites : 1° de manière à ce que la malade puisse confectionner les ovules au moment de les introduire dans le vagin ; 2° être constituées de manière à pouvoir fondre à la chaleur du vagin et à pouvoir être facilement balayées par l'injection vaginale (1).

Vulvo-vaginite des petites filles. — La présence du gonocoque a été maintes fois constatée dans la vulvo-vaginite des petites filles qui peut être pour cette raison rattachée à la blennorragie. Le repos, les bains, les soins locaux de propreté suffisent parfois pour faire cesser les écoulements vulvaires. On fait de fréquentes lotions avec une décoction de feuilles de noyer, suivies de l'application entre les lèvres d'un tampon d'ouate hydrophile saupoudré de salol ou d'aristol. Si l'écoulement vient du vagin, il faut introduire dans la fente hyméniale jusqu'au fond du vagin une petite sonde molle de caout-

(1) BARBIER, *Du rétinol.* Th. de Paris, 1890.

chouc et faire des lavages avec des solutions antiseptiques. Nous ayons obtenu de bons résultats dans
ces cas par les badigeonnages vulvo-vaginaux avec
un petit pinceau de coton imbibé de nitrate d'argent à 1/50, avec les injections de sublimé à 1/4000,
avec le permanganate de potasse de 1/4000 à 1/1000
(Rocaz). On peut aussi introduire dans le vagin des
petits crayons d'iodoforme ou de salol, 0 gr. 10 pour
un crayon (Comby). Il faut que ce traitement local
soit conduit avec persévérance, car on voit souvent
des récidives se produire quand on cesse le traitement trop tôt. Le traitement local nous paraît devoir
en pareil cas l'emporter sur le traitement par les
balsamiques qui a été également conseillé par divers auteurs.

Traitement de l'urétrite. — Il est à peu près exclusivement externe. Les balsamiques, le salol, le
salicylate de soude, etc., peuvent rendre des services
surtout quand il y a en même temps cystite. M. Richard d'Aulnay a essayé le bleu de méthylène à la
dose de 0 gr. 50 à 1 gramme en cachets, mais cette
substance est mal tolérée par le tube digestif et fréquemment vomie.

Le régime comporte une grande sobriété, l'emploi
du lait; mais il n'est pas nécessaire qu'il soit aussi
rigoureux que pour l'urétrite de l'homme.

Il faut aussi interdire les exercices qui peuvent
déterminer chez la femme une irritation des organes
génitaux, notamment la danse et le travail de la
machine à coudre.

C'est surtout le traitement externe qui doit appeler notre attention. Il consiste en lavages répétés
plusieurs fois par jour avec la solution de permanganate de potasse à 1/1000, avec l'ichtyol de 1 à

3/100 ou même 5 à 10/100 (Colombini), ou avec la solution de sublimé à 1/4000 sans alcool. Les lavages sont faits avec une canule conique en verre introduite dans le canal. Après quelques essais, certaines femmes arrivent à les faire elles-mêmes assez facilement.

Ces mêmes lavages s'emploient dans le traitement de l'urétrite chronique. On peut aussi faire des pansements avec des mèches de coton hydrophile imbibées d'un liquide antiseptique que l'on introduit dans le canal après le lavage. M. Verchère recommande pour cet usage la solution de bleu de méthylène à 1/5.

Barthélemy et Oudin conseillent le traitement par l'électrolyse; les séances durent de 20 à 25 secondes, à 15 ou 20 milliampères.

Mais l'urétrite chronique est trop souvent rebelle à tous les traitements, en raison de la présence des follicules et de la multiplicité des replis de la muqueuse. Dans ces cas, on peut faire pénétrer les lavages jusque dans la vessie, de manière à provoquer plusieurs mictions successives comme on le fait pour l'urétrite de l'homme; les mêmes solutions peuvent être employées.

On peut aussi essayer de modifier la muqueuse par les pulvérisations ou les suppositoires à l'iodoforme, au tannin, au nitrate d'argent; Martineau a recommandé surtout les crayons au sublimé (0,003 à 0,006 pour un suppositoire urétral).

Il est également très utile de cautériser directement la muqueuse au moyen d'un écouvillon de coton hydrophile enroulé à l'extrémité d'un stylet et imbibé d'une solution caustique de nitrate d'argent de 1/50 à 1/20, ou d'ichtyol (Jullien). Dans certains cas, cette cautérisation sera précédée de la dilatation de l'urètre qui permettra d'agir d'une façon plus complète et plus précise. Ces manœuvres, grâce à la cocaïne, peuvent être accomplies sans causer trop de douleurs.

A l'aide de ces divers moyens, on peut finir par triompher de l'urétrite chronique. Mais le traitement demande parfois plusieurs semaines d'efforts, les rechutes même éloignées sont possibles et il est prudent de vérifier plusieurs fois si la guérison se maintient.

Traitement de la bartholinite et des folliculites. — Une des causes fréquentes de ces rechutes est dans l'inflammation des glandes de Bartholin et surtout des follicules vulvaires et périurétraux, véritables refuges pour le gonocoque et points de départ d'infections nouvelles. Les lavages réitérés, les pansements externes ne suffisent pas contre ces localisations tenaces du gonocoque : même insuffisance pour les injections modificatrices faites dans l'intérieur du follicule au moyen de la seringue d'Anel remplie de solutions diverses, iodée, argentique, chloralée, au sublimé, au chlorure de zinc, etc. Il faut employer sans hésiter la cautérisation ignée au moyen de la pointe fine du thermocautère, ou bien d'une aiguille rougie au feu, ou mieux du galvanocautère que l'on porte au rouge seulement lorsqu'on a placé la pointe dans l'intérieur du follicule (Martineau). Lorsque leur situation le permet facilement, on peut faire aussi l'excision des follicules, suivie d'un point de suture. Les trajets fistuleux doivent être incisés et quelquefois excisés dans toute leur étendue; mais cette opération, parfois délicate, est du ressort de la chirurgie, surtout lorsqu'il s'agit de fistules étendues.

Barthélemy et Oudin emploient l'électrolyse à l'aide d'une tige très fine introduite dans les follicules ou dans le conduit de la glande vulvo-vaginale.

L'inflammation des glandes de Bartholin nécessite aussi l'intervention chirurgicale. A la période de début, on peut essayer d'obtenir la résolution par l'application des compresses imbibées de solutions d'acide borique ou de sublimé employées froides ou chaudes. Lorsque la collection purulente existe, il faut pratiquer l'incision qui procure quelquefois une guérison complète. Mais souvent des récidives se produisent, l'état chronique s'établit, ou bien on voit persister des fistules intarissables; l'ablation de la glande peut seule mettre un terme aux accidents.

Traitement de la métrite. — Pendant le traitement de la blennorragie de la femme, une des principales préoccupations du médecin doit être de protéger l'utérus contre l'invasion du gonocoque; c'est à cette indication que répondent le mieux les tampons qui doivent isoler le col de la muqueuse des culs-de-sac vaginaux. Si le col est envahi, ces soins minutieux doivent être continués sans relâche, avec les grands lavages, les grands bains avec speculum grillagé ou accompagnés d'injection vaginale permanente.

Mais l'antisepsie vaginale ne suffit pas et doit être accompagnée de l'antisepsie utérine; les lavages de la cavité utérine ont leur utilité, mais pour désinfecter la muqueuse, il faut employer des méthodes qui agissent plus profondément. Les badigeonnages ou instillations dans la cavité du col avec des solutions caustiques interviennent depuis longtemps en pareil cas : la teinture d'iode, la glycérine iodée, la teinture d'iode phéniquée ($\widetilde{aa}$), le nitrate d'argent à 1/20, le chlorure de zinc à 1/10, le perchlorure de fer, le salol ou le naphtol camphré, la créosote dissoute dans la glycérine à 1/3, l'ichtyol, le permanganate de potasse à 1 ou 2/100 sont les agents dont il faut se servir avec prudence et ténacité et qui suffisent presque toujours dans les cas où la métrite est encore récente. Pour agir d'une façon prolongée, on emploie aussi des crayons ou suppositoires utérins qu'on place dans la cavité du col dans le cas de métrite récente; si la métrite est totale, on les introduit jusque dans la cavité utérine. Le crayon de nitrate d'argent ordinaire ou mieux mitigé par moitié ou par tiers avec du nitrate de potasse est l'un de ceux qui conviennent le mieux. On emploie souvent aussi les crayons d'ichtyol, d'iodoforme ou de sublimé, de sulfate de cuivre (0 gr. 25 avec farine de seigle q. s. pour un crayon de 7 cm. 1/2), les tamponnements de la cavité utérine avec la gaze iodoformée, ou imbibée de glycérine ichtyolée à 10/100.

Ces divers moyens, de même que les crayons de chlorure de zinc (Dumontpallier, Polaillon) sont surtout appliqués dans le traitement des métrites déjà anciennes, arrivées à la chronicité. On a reproché au chlorure de zinc de produire des atrésies du col ou de la cavité utérine. La plupart des auteurs conseillent aujourd'hui dans les métrites chroniques le traitement chirurgical, soit la dilatation avec curetage qui suffisent pour un bon nombre de cas, soit l'ablation de la muqueuse du col (opération de Schræder).

L'électrolyse est aussi employée avec succès contre la métrite du col et les catarrhes purulents d'origine blennorragique de la cavité utérine; elle peut éviter parfois le curetage et réussir même quand celui-ci a échoué. Barthélemy et Oudin recommandent de maintenir l'hystéromètre à tige de platine dans la cavité de l'utérus pendant 2 ou 3 minutes à 40 ou 50 milliampères. Les séances ont lieu tous les huit jours et donnent bientôt les résultats les plus satisfaisants.

CHAPITRE XI

Biennorragie extra-génitale.

A. Blennorragie buccale et nasale. — Nous n'avons pas à nous étendre sur le traitement de ces localisations peu connues de la blennorragie. D'après Rosinsky, qui récemment a observé 5 cas de gonorrhée buccale chez le nouveau-né, la guérison a lieu sans qu'on institue aucun traitement.

La blennorragie du nez n'a pas été encore étudiée d'une manière bien précise. Cozzolino conseille les lavages du nez avec une solution de sublimé de 0,10 à 0,15/1000. Si la maladie prend une allure chronique, il recommande les applications de sulfophénate de zinc à 1/30, ou de nitrate d'argent à 1/50 suivies d'insufflation de la poudre antiseptique suivante : acide borique, 6; aristol, 3 ; dermatol, 2 parties.

B. Blennorragie rectale. — Cette localisation de la blennorragie, observée presque exclusivement chez la femme, peut être limitée à l'anus ou bien gagner le rectum. Dans le premier cas les soins de propreté minutieux, les bains locaux et généraux, les lavages de sublimé à 1/1000, les compresses de tarlatane imbibées de la même solution amèneront une prompte amélioration. On doit y joindre le saupoudrage de la région à l'iodoforme. Quand l'inflammation pénètre un peu dans l'anus, il faut faire les mêmes pansements plus profondément et au besoin faire des badigeonnages avec la solution de nitrate d'argent à 1/100.

La blennorragie rectale est une affection grave qu'il faut traiter énergiquement le plus tôt possible : les grands lavements, les lavages au moyen d'une sonde à double courant ou au moyen du speculum ani, avec des solutions boriquées très chaudes, devront être pratiqués régulièrement. On pourra prescrire aussi les lavements avec une solution faible de nitrate d'argent ou de chloral. On aura enfin recours aux divers suppositoires antiseptiques à l'iodoforme, au chloral, à l'iodol, au salol, etc., ou bien aux mèches enduites de pommades contenant les mêmes substances. Le traitement doit être conduit avec persévérance, et la guérison définitive plusieurs fois contrôlée.

Lorsque les lésions sont plus graves, comme dans les cas de rectite proliférante ou dans les cas qui conduisent aux ulcères chroniques et au rétrécissement du rectum, l'intervention chirurgicale devient nécessaire.

C. Blennorragie oculaire. — L'extrême gravité de la conjonctivite blennorragique impose les soins prophylactiques dont nous avons déjà parlé : les malades doivent toujours être avertis des dangers de l'inoculation de l'œil par les doigts, par les pièces de pansement souillées de pus, etc. Elle justifie l'emploi de la méthode de Credé en usage dans les maternités et les lavages antiseptiques de l'œil que l'on doit pratiquer après tout accouchement.

Le malade atteint de conjonctivite doit être isolé, il doit garder la chambre et même le lit le plus souvent. On prendra des soins particuliers pour désinfecter ou faire disparaître les objets de pansement qui doivent lui servir. Si un seul œil est atteint, il faut protéger l'autre à l'aide d'un bandage chaque fois que l'œil malade est mis à découvert pour les lavages ou les pansements.

Le traitement consiste en lavages antiseptiques presque continus et en cautérisations par le nitrate d'argent.

Les lavages antiseptiques peuvent être faits avec des solutions boriquées, ou résorcinées à 1/100, mais la plupart des auteurs recommandent aujourd'hui de préférence les lavages au sublimé (sans alcool) à 1/3000 ou 1/2000 (Trousseau), ou avec des solutions plus faibles à 1/10000. Ces lavages sont faits avec une solution tiède et à une faible pression. Nous les renouvelons très souvent en faisant coucher le malade sur un lit de pansement, afin de le fatiguer le moins possible, On a aussi recommandé dans ces derniers temps les lavages fréquents au permanganate de potasse avec des solutions de plus en plus fortes depuis 1/2000 jusqu'à 1/500 (Terson).

Les cautérisations sont faites deux fois par jour avec une solution argentique à 2 ou 3/100. Elles sont précédées d'un lavage après lequel on essuie soigneusement les paupières et les cils pour enlever tous les filaments purulents qui s'y attachent. La cautérisation est faite à l'aide d'un pinceau qu'on promène sur toute la surface de la conjonctive. On la fait suivre d'un lavage à l'eau salée pour neutraliser l'excès de nitrate d'argent. Ces cautérisations doivent être instituées dès que la suppuration commence et continuées tant qu'elle dure. Elles sont beaucoup mieux faites si l'on retourne les paupières; cette manœuvre est parfois d'une exécution difficile lorsqu'il existe un chemosis volumineux et dangereux pour l'intégrité de la cornée. Dans ce cas, il faut pratiquer des scarifications de la conjonctive parallèlement au diamètre horizontal des paupières. Après les cautérisations et les lavages, l'œil est recouvert de compresses très froides imbibées avec la solution de sublimé à 1/2000; on peut parfois placer sur ces compresses une vessie de glace soutenue par un appareil qui l'empêche de peser sur l'œil.

Quand l'amélioration se produit ou mieux quand la siccité de la conjonctive est absolue (Trousseau), on ne fait plus qu'une seule cautérisation par jour. On peut aussi abaisser le titre de la solution jusqu'à 1 p. 100. Burchardt a récemment proposé d'employer cette solution faible en lavages répétés quatre fois par jour; chaque lavage doit être fait jusqu'à ce que la solution ressorte parfaitement limpide des culs-de-sac conjonctivaux.

Quand la suppuration a définitivement cessé, on n'a plus recours qu'aux solutions boriquées pour achever de guérir la conjonctivite et on se sert quelquefois avec avantage d'un collyre au sulfate de zinc à 0,10/100. Trousseau recommande aussi à ce moment les badigeonnages de la muqueuse faits deux ou trois fois par jour avec un pinceau trempé dans du pétrole brut.

. Des complications cornéennes surviennent parfois, même dans les cas où le traitement a été ponctuellement suivi. Dès qu'on voit apparaître un trouble dans la cornée, il faut, tout en continuant les lavages et les cautérisations, prescrire un collyre à l'ésérine (5 centigrammes pour 10 grammes); il faut en instiller quelques gouttes dans l'œil deux fois par jour.

Les cautérisations au galvano-cautère doivent être faites, si un abcès ou un ulcère se produisent. Enfin le traitement de la perforation nécessite parfois la résection de l'iris hernié : on continue en outre les lavages antiseptiques et les cautérisations et on applique un bandeau compressif. Plus l'intervention est prompte et minutieuse, et moins ces graves complications se produisent.

Le traitement de l'ophtalmie des nouveau-nés ne diffère pas essentiellement de celui de l'ophtalmie de l'adulte ; il a également pour base les lavages très fréquents et les cautérisations au nitrate d'argent.

CHAPITRE XII

Rhumatisme blennorragique.

Traitement interne. — Le traitement du rhumatisme blennorragique a pour base l'antisepsie interne. Le salicylate de soude ne donne pas d'aussi
bons résultats que dans le rhumatisme dû à d'autres
causes; il nous a paru pourtant supérieur à tous les
médicaments que nous avons essayés dans le traitement de cette complication de la blennorragie. Nous
le donnons à la dose moyenne de 4 à 6 grammes par
jour et nous l'avons vu réussir dans un grand
nombre de cas, et parfois assez rapidement. Quand
il échoue, il faut craindre de ne pas réussir mieux
avec d'autres médicaments, tels que l'antipyrine, le
salol, etc... Schüller, Rubinstein ont vanté l'action de
l'iodure de potassium dans les arthrites blennorragiques à l'état aigu ou chronique, ils le prescrivent à
la dose de 3 à 5 grammes donnés en six ou sept fois
dans la journée. L'iode a l'inconvénient d'irriter le
canal et de réveiller l'urétrite. Nous avons également essayé cette médication et nous lui préférons
l'emploi du salicylate de soude. Même remarque
pour le traitement par les mercuriaux préconisé par
Rayer, Jullien et Morel-Lavallée. L'asaprol a été employé avec succès par Stackler et Dujardin-Beaumetz
à la dose de 6 grammes par jour, mais dans un trop
petit nombre de cas pour que l'on puisse juger de sa

valeur réelle dans le rhumatisme blennorragique.

Trop souvent le traitement de l'urétrite est négligé pendant le rhumatisme blennorragique. Le salicylate de soude peut avoir une bonne influence, mais il agit lentement et il faut lui adjoindre l'emploi des balsamiques et surtout le traitement local de la blennorragie par les lavages. On emploiera d'abord des solutions antiseptiques facilement tolérées, telles que l'eau boriquée boro-salicylée ou la solution de permanganate de potasse à 1/4000. On conçoit l'importance de ce traitement local destiné à tarir la source primitive de l'infection.

Traitement externe. — Pendant les douleurs aiguës il faut immobiliser, autant que possible, les jointures, essayer de liniments calmants opiacés ou belladonés, les onctions mercurielles, les compresses phéniquées froides, etc... Pour immobiliser, on peut employer un bandage ouaté, précédé d'une application d'onguent napolitain en couche épaisse, et maintenu par une bande de flanelle (Lucas-Championnière). Comme on a fréquemment l'ankylose à redouter, l'immobilisation du membre doit toujours se faire dans la position la plus favorable.

Comme topique, on peut avoir recours aux compresses imbibées de la solution suivante :

Acide salicylique..... ....   20 gr.
Alcool absolu.....................   100
Huile de ricin......... ....   200 (RUEL)

On peut ajouter un peu de chloroforme, environ 5 p. 100, à ce liniment pour le rendre plus calmant. Les compresses sont recouvertes d'un taffetas imperméable et fixées au moyen d'une bande de flanelle. Lorsque les applications sont bien faites, l'acide salicylique apparaît dans l'urine au bout de vingt minutes. Bientôt les douleurs diminuent très sensiblement. Nous avons plusieurs fois observé des effets analogues avec le mélange suivant proposé par Bourget, de Lausanne :

Acide salicylique......	10 gr.
Lanoline,...........................	10
Essence de térébenthine.................	10
Axonge...............................	80

Lorsque les douleurs et les phénomènes aigus ont disparu, on peut envelopper l'articulation avec une bande de caoutchouc. Cette bande est serrée modérément et le malade doit l'enlever dès qu'il ne peut plus la supporter; elle provoque la transpiration et agit en même temps comme le massage, avec cet avantage qu'elle immobilise le membre et a une action continue (Rendu, Filippi). Cette bande de caoutchouc convient particulièrement pour les articulations du coude, du poignet, du genou et du coude-pied.

Dans les cas à évolution chronique, avec infiltrations articulaires et péri-articulaires persistantes, il faut recourir au traitement balnéaire, bains sulfureux, bains salés, douches sulfureuses, bains de vapeurs thermorésineuses, etc..., au massage, aux pointes de feu, à l'électrisation des jointures et des masses musculaires. Le traitement thermal par les eaux sulfureuses ou chlorurées sodiques rend les plus grands services contre les raideurs articulaires et tendineuses et la tendance à l'ankylose qui suit les anciennes arthrites blennorragiques.

Dans les cas d'épanchement considérable et persistant, il faut faire la ponction de l'articulation et essayer de nouveau la compression. M. Rendu, dans plusieurs cas, après avoir ponctionné l'articulation, a injecté séance tenante et par l'aiguille qui avait servi à l'évacuation, cinq ou six centimètres cubes d'une solution de sublimé à 1/4000. La piqûre est oblitérée avec le collodion et on immobilise le membre dans une gouttière avec un bandage compressif. L'articulation se gonfle de nouveau, mais cet épanchement se résorbe rapidement, les douleurs cessent et les mouvements redeviennent possibles. Cette opération a réussi notamment dans un cas où l'articulation contenait non du liquide citrin, mais 250 grammes de pus.

Après avoir pratiqué cette ponction, si les douleurs et l'épanchement persistent, il faut intervenir chirurgicalement et faire l'*arthrotomie*, suivie du drainage de l'articulation. Cette opération est indiquée surtout dans l'arthrite suppurée, et il y a grand avantage à la pratiquer le plus tôt possible, dès qu'on a reconnu qu'elle est indiquée. Elle devra être pratiquée même sur plusieurs jointures, si cela est jugé nécessaire. Après l'opération, dès que l'état de la jointure le permettra, on commencera les mouvements et on fera des massages.

DEUXIÈME PARTIE

CHAPITRE PREMIER

Traitement de la balanite.

Le pus de la *balanite circinée* contient des organismes en forme de spirilles qui ont été décrits par MM. Berdal et Bataille. La suppuration extrêmement abondante que l'on observe dans cette affection pourrait la faire supposer très rebelle. Il n'en est rien; aucune maladie vénérienne ne guérit plus facilement. Ce n'est que dans le cas de phimosis qu'elle résiste au traitement. Quand le malade peut facilement découvrir le gland et prendre les soins de propreté les plus simples, la maladie est guérie par ce seul fait. On prescrira donc un savonnage soigneusement fait une ou deux fois par jour. Si l'on veut agir plus rapidement, après le premier savonnage on badigeonne le gland et le prépuce avec le nitrate d'argent en solution à 1/20. On peut aussi faire un pansement isolant avec une compresse de tarlatane imbibée d'eau boriquée, ou encore saupoudrer le gland avec l'oxyde de zinc. La suppuration cesse immédiatement et ne reparaît plus si le malade continue à être propre.

S'il y a un phimosis, on fera la prescription sui-

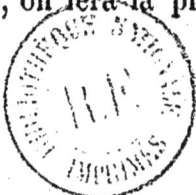

6

vante : 1° injections d'eau boriquée entre le prépuce
et le gland, plusieurs fois par jour ; 2° badigeonnage
de la cavité préputiale avec un tampon de coton imbibé de nitrate d'argent à 1/20. L'opération du phimosis est indiquée, car la balanite en pareil cas récidive avec une grande facilité.

La *balanite pustulo-ulcéreuse* guérit également par
les pansements antiseptiques secs ou humides qui
isolent les muqueuses du gland et du prépuce : il
faut employer en même temps la cautérisation des
éléments pustulo-ulcéreux par le chlorure de zinc ou
l'acide phénique à 1/10 (Ducastel).

Les autres formes de balanite vénérienne se voient
dans diverses maladies, blennorragie, chancre mou,
chancre syphilitique, etc... Les lavages, les pansements antiseptiques à l'iodoforme, avec isolement
des surfaces, les bains locaux et généraux, sont encore la base du traitement. Si l'on redoute la gangrène dans le cas de phimosis très serré, ou bien s'il
existe des ulcérations sous-préputiales à tendance
phagédénique, il est indiqué de faire une incision du
prépuce sur la ligne médiane supérieure afin de pouvoir faire des pansements plus exacts. S'il s'agit d'un
chancre mou, cette incision ne sera faite que dans le
cas de nécessité absolue ; on cautérisera fortement le
chancre avec le chlorure de zinc et l'on s'efforcera
d'empêcher l'extension du chancre à la nouvelle plaie
à l'aide de pansements aussi minutieux que possible.

CHAPITRE II

Traitement des végétations.

Traitement interne. — La teinture de thuya, et surtout la magnésie calcinée et l'arsenic ont été recommandés par les auteurs contre les verrues et aussi contre les végétations. En ce qui touche celles-ci, l'efficacité de la médication interne reste douteuse. Mais on pourrait la prescrire sans hésiter dans les cas où des contre-indications diverses s'opposent à l'ablation immédiate des végétations.

Le traitement interne comprend en outre les médications appropriées aux conditions locales ou générales qui ont pu favoriser le développement des végétations, blennorragie, leucorrhée, syphilis, diabète, etc... La mise en bon état du malade doit évidemment précéder l'intervention chirurgicale lorsque celle-ci est assez importante.

Traitement externe. — Cette préparation du malade relève surtout des soins locaux. La propreté, l'asepsie aussi complète que possible doivent être obtenues pour les régions où se trouvent les végétations et pour les organes voisins. Les écoulements provenant de l'urètre, du vagin, ou du rectum seront l'objet de soins spéciaux. Les parties devront être protégées et isolées au moyen de tampons, de compresses, etc. Des bains locaux et généraux joints à ces applications locales permanentes combattront

les irritations locales, l'intertrigo, qui viennent s'adjoindre aux végétations. L'antisepsie locale joue ici
un rôle prépondérant : on cherche à la réaliser de
plusieurs manières et les moyens employés ne sont
pas seulement dans la pensée des auteurs de simples
palliatifs, mais pourraient même prétendre à provoquer directement la guérison.

Nous avons peu de confiance dans le traitement
local par les astringents qui n'ont pas le plus souvent d'effets curatifs, mais qui peuvent être utiles en
rendant les végétations plus sèches, plus cornées, plus
faciles à enlever. Les mélanges de sabine et d'alun
ont une vieille réputation consacrée dans tous les
formulaires. Lesser recommande le mélange suivant :

Alun.................................... ⎫
Sabine.................................. ⎬ ãã 10 gr.
Vaseline................................ ⎭
Essence de térébenthine.............   5 gr.

Gémy prescrit un mélange en parties égales de
poudre de sabine et d'acide salicylique (1). L'oxyde
de fer, le sulfate et le perchlorure de fer, le sulfate
de zinc, le tannin en solution aqueuse sirupeuse
(Tarnier) ont été également préconisés. Il faut ajouter
à cette liste l'icthyol à 1/3 (Petit), utile surtout pour
les végétations des muqueuses.

Si l'on emploie les poudres astringentes, il faut
que les pansements soient répétés avec soin au
moins deux ou trois fois par jour.

**Traitement chirurgical. — 1° *Destruction par les
caustiques.* —** Un grand nombre d'agents divers ont
été proposés par les auteurs pour détruire plus ou

(1) GÉMY. *A propos des végétations extra-génitales.* Broch.
Alger, 1893.

moins rapidement les végétations. Ces agents sont en solutions ou sous forme de pâtes demi-liquides.

Les acides sulfurique, azotique, chromique, phénique, acétique, salicylique, etc., ont été préconisés successivement et en préparations diverses : l'acide sulfurique a été employé seul ou mélangé en pâte avec le safran ou le charbon.

L'acide azotique jaunit les végétations et cause comme l'acide sulfurique des douleurs assez vives. Il diffuse aussi trop facilement au delà des lésions à détruire.

L'acide chromique ne peut être employé à l'état pur sous peine de déterminer parfois des douleurs intolérables. On est parfois exposé, même en l'employant en solutions étendues, à voir se développer des accidents toxiques. Aussi est-il abandonné.

L'acide acétique pur agit en ramollissant l'épiderme de la végétation et en le faisant desquamer comme s'il était macéré. L'application est peu douloureuse; elle fait blanchir la tumeur dont le développement se trouve arrêté. Mais plusieurs cautérisations sont nécessaires, même avec l'adjonction de substances antiseptiques, telles que l'acide phénique ou l'acide salicylique. Ciro-Urriola a préconisé récemment le mélange suivant : Acide salicylique, 2; acide acétique, 30. Trois ou quatre badigeonnages suffiraient pour faire disparaître les végétations; mais, suivant Gémy, l'action de ce mélange est infidèle et il est difficile de limiter son action.

L'acide phénique peut aussi être associé à l'acide acétique; il a comme lui l'avantage de ne pas causer de vives souffrances. Seul il a été employé avec succès par De Amicis et par Derville (de Lille).

Le perchlorure de fer en applications quotidiennes

parvient à sécher et à faire disparaître les végétations. Le nitrate d'argent est insuffisant.

Il n'en est pas de même du nitrate acide de mercure : mais cet agent cause des douleurs assez vives.
On ne peut l'employer que sur des végétations peu
nombreuses et peu étendues. Il peut diffuser et atteindre les parties saines et de plus son application
sur une surface trop grande peut être suivie d'accidents d'intoxication mercurielle.

Le chlorure de zinc, le beurre d'antimoine, la pâte
de Vienne, la potasse à 30 ou 40 % présentent aussi
des difficultés dans l'application (1) ; ces caustiques
peuvent produire des lésions trop étendues.

2° *Ablation des végétations.* — L'agent pathogène qui
produit les végétations ne dépasse pas l'épiderme ;
par conséquent, tous les procédés chirurgicaux qui
peuvent être employés doivent respecter le derme
autant que possible et l'opération bien faite ne doit
pas être suivie de cicatrices. L'énoncé de ce principe
met en évidence la supériorité des méthodes d'ablation des végétations par l'instrument tranchant sur
la destruction par les divers agents caustiques ou
par la cautérisation ignée.

Le thermo-cautère, le galvano-cautère ne peuvent
être employés que dans les cas où l'on peut redouter
une trop grande perte de sang, chez les femmes en-

(1) Il en est de même pour la pâte de Plenk, à base de sublimé, alun et carbonate de plomb ; elle peut, en outre, exposer
le malade à l'intoxication mercurielle. Citons encore les mélanges suivants :

(*a*) Acide arsénieux ou iodure d'arsenic.   0 gr. 20
Onguent mercuriel...................   5 gr. (ZEISSL)
(*b*) Oxyde de plomb............   0,25
Potasse caustique à 33 %......   7,5 (TSCHERNOMOWDIK)
(une seule application suffit).

ceintes, par exemple, ou bien dans le cas de végétations anciennes avec pédicule volumineux.

L'action de la ligature élastique est lente, cause des douleurs assez vives. Ce moyen est à peu près abandonné aujourd'hui ou tout au moins dépendant d'indications spéciales.

Les deux moyens de choix pour la grande majorité des cas sont l'*excision* et le *raclage*. L'excision se fait habituellement à l'aide de ciseaux courbes. C'est le moyen chirurgical le plus rapide et le plus commode pour les végétations volumineuses, mais l'hémorragie est parfois assez abondante quand il existe des pédicules un peu gros. Il faut toujours avoir soin de bien tendre la peau, de façon à ne pas exciser des morceaux du derme, ce qui aurait le double désavantage de faire saigner et de prolonger le travail de cicatrisation.

Le raclage se fait au moyen de curettes de Volkmann de dimensions diverses. Il se fait facilement et promptement quand les végétations ne sont pas trop anciennes, trop volumineuses ou trop pédiculisées. Il faut aussi que la peau soit parfaitement tendue, sinon la curette s'enfonce trop profondément et enlève des lambeaux du derme superficiel. Le coup de curette doit être sec et rapide ; il enlève d'emblée le plus souvent la végétation à la place de laquelle on voit une surface d'implantation unie et de niveau avec les parties saines.

Ainsi détachée, la végétation comprend l'épiderme proliféré et les papilles hypertrophiées et allongées qui le supportent. Quand les végétations sont dures, il est nécessaire de racler les surfaces dans divers sens de façon à tout enlever.

Très souvent il est nécessaire de combiner les deux

procédés. L'excision ayant enlevé les parties les plus superficielles et les plus volumineuses des végétations, on achève de nettoyer la région à l'aide du raclage. Au contraire, dans le cas de végétations trop dures à leur base, c'est l'excision qui terminera l'opération.

. Le plus habituellement ces opérations peuvent se faire sans l'aide du chloroforme. Celui-ci pourtant est indispensable dans le cas où les néoplasies ont pris un développement considérable. Les injections de cocaïne ne peuvent servir que dans le cas de végétations peu nombreuses et bien circonscrites. Elles sont plus utiles chez la femme que chez l'homme : chez ce dernier elles sont suivies d'œdèmes ou d'ecchymoses du prépuce.

Nous utilisons fréquemment le stypage à l'aide du chlorure de méthyle pratiqué par un aide avant l'ablation de chaque groupe de végétations. Un bourdonnet d'ouate est enroulé à l'extrémité d'une sonde cannelée ou d'une pince et congelé par un jet du siphon. Il est appliqué ensuite à la base de la végétation qu'on enlève d'un coup de ciseau ou de curette dès qu'on voit le derme congelé. Ce moyen rend des services avec les sujets pusillanimes.

La compression suffit pour arrêter les hémorragies qui accompagnent l'excision ou le raclage. On panse avec de la gaze imbibée d'eau boriquée ou de liqueur de Van Swieten. Si l'on craint une hémorragie secondaire, on panse avec de l'amadou, ou bien on touche légèrement les surfaces saignantes avec le thermo-cautère.

Le lendemain et les jours suivants il faut revoir les malades afin d'enlever les végétations qui ont pu échapper à l'opération et qui deviendraient le point de départ d'une récidive. Le plus souvent les suites de ces opérations sont très simples et les surfaces raclées se réparent très vite.

Plusieurs auteurs et notamment M. Tarnier sont opposés à l'ablation des végétations chez la femme enceinte. M. Porak en est au contraire partisan. Il nous est arrivé maintes fois de pratiquer cette ablation à l'hôpital de Lourcine et même dans des cas de végétations nombreuses et volumineuses ; jamais nous n'avons observé le plus léger accident. Toutefois l'ablation ne peut être adoptée comme règle invariable ; comme toute opération, elle doit être précédée d'un sérieux examen de la femme enceinte et des contre-indications possibles.

CHAPITRE III

Traitement du chancre mou.

La virulence du chancre mou est due à un microbe spécial, à un bacille dont l'existence démontrée à l'aide des auto-inoculations en série par Ducrey (1889) a été depuis contrôlée directement par Unna et par un bon nombre d'auteurs (1).

Le pus du chancre mou est très irritant; Ricord a même admis autrefois qu'il pouvait entamer l'épiderme intact. Il est certain qu'aussitôt l'épiderme franchi il attaque rapidement le derme, de telle sorte que l'ulcère se trouve constitué en deux ou trois jours et souvent en moins de temps. La suppuration détruit la trame conjonctivo-élastique du derme et l'examen histologique montre les bacilles qui dissocient les faisceaux conjonctifs en s'introduisant entre les espaces lymphatiques.

D'une manière constante des microbes pyogènes plus ou moins nombreux accompagnent le bacille du chancre mou. Ces divers microbes envahissent avec une grande facilité les lymphatiques de la région ; de là des complications fréquentes dans le système des ganglions correspondants.

L'indication primordiale du traitement consiste

(1) NICOLLE. *Recherches sur le chancre mou.* Th. de Paris, 1893.

donc à détruire l'ulcère, véritable foyer d'infection, produisant un pus très contagieux, très facilement auto-inoculable, et de supprimer en même temps le point de départ d'infections secondaires du système lymphatique. En entreprenant d'éteindre la virulence dans ce foyer, il faut se souvenir que le processus ulcéreux du chancre mou s'étend plutôt en surface qu'en profondeur, et qu'il va rarement plus loin que l'hypoderme. Il est donc possible de le modifier ou de le détruire à l'aide d'agents énergiques : on supprime ainsi à la fois et le contage et le foyer infectieux.

Pour cela on a recours le plus souvent aux agents caustiques et aux coagulants énergiques. On détruit le foyer ou du moins on cherche à transformer l'ulcération en plaie simple que l'on traitera ensuite par les antiseptiques. Nous avons à passer en revue les divers moyens d'obtenir ce résultat.

A. **Destruction du chancre.** — Lorsque l'ulcère n'est pas trop étendu et que l'on trouve un réel intérêt à le faire, on peut tenter l'*ablation* du chancre. Cette opération est très rarement faite, pourtant M. Humbert nous en a montré un exemple ; il s'agissait d'un chancre mou du bras dont il conserve le moulage dans la collection de son service.

Le plus souvent on a recours à la *cautérisation ignée ou chimique*. Le *fer rouge* a été beaucoup employé par Rollet ; aujourd'hui on peut préférer avec raison le thermo-cautère ou le galvano-cautère. Ce moyen de destruction n'est peut-être plus assez employé, malgré la possibilité d'y recourir sans causer trop de souffrances, grâce à l'anesthésie préalable du chancre par la cocaïne. La cautérisation ignée doit être surtout employée dans le chancre mou phagédénique.

La *cautérisation chimique destructive* a pour agents principaux la pâte de Vienne et le chlorure de zinc. La *pâte carbo-sulfurique* de Ricord (charbon en poudre 10 grammes ; acide sulfurique, 4 grammes) détermine des douleurs assz vives ; elle peut diffuser et il y a quelque inconvénient à l'appliquer sur les organes génitaux. Nous avons vu souvent M. Fournier employer la pâte carbo-sulfurique pour éteindre la virulence des chancres résultant de l'auto-inoculation.

La *pâte de Vienne* est plus maniable que la pâte carbo-sulfurique ; elle a aussi quelquefois le défaut de diffuser.

Le *chlorure de zinc* semble être le meilleur des agents chimiques énergiques qui aient été préconisés. La pâte de Canquoin notamment a été recommandée par M. Diday. Elle détruit parfaitement la virulence du chancre tout en limitant bien son action. Toutefois la quantité à employer est difficile à apprécier ; si l'on en met trop, l'action trop pénétrante de la pâte dépasse la limite des tissus infectés, on l'a vue atteindre ainsi les parois des vaisseaux et déterminer des hémorragies sérieuses. Aujourd'hui ce moyen de destruction est un peu abandonné.

Bien qu'il soit absolument rationnel, comme nous l'avons vu, de recourir à la destruction du chancre mou, il faut reconnaître que celui-ci guérit si souvent avec tant de facilité que l'on conçoit la répugnance des médecins à employer d'emblée les moyens héroïques dont nous venons de parler. Il convient d'ajouter en outre que si la cautérisation n'est pas très bien faite, non seulement elle manque son but, mais elle peut même favoriser l'extension du processus ulcéreux qui évoluera sur les limites de l'escarre. Pour ces diverses raisons on préfère presque toujours s'adresser à des moyens d'action plus doux.

B. **Modification de la virulence sans destruction du chancre.** — On peut arriver à éteindre graduellement la virulence du chancre à l'aide de plusieurs agents : 1° application locale de la chaleur ; 2° application non destructive de caustiques faibles, secs ou liquides ; 3° application d'agents antiseptiques secs ou liquides.

Parmi les agents ainsi employés, la plupart sont à la fois caustiques et antiseptiques. Du reste, très souvent l'on s'adresse à plusieurs topiques ; c'est ainsi que l'on a recours à des attouchements caustiques faits à l'aide du chlorure de zinc ou du nitrate d'argent et suivis de pansements antiseptiques à l'iodoforme. Les chancres mous un peu rebelles nécessitent fréquemment l'association ou le changement des agents de la médication locale.

1° *Application locale de la chaleur.* — Il est démontré que la virulence du chancre mou ne résiste pas à une température élevée lorsque son action est suffisamment prolongée. Cette donnée intéressante, bien mise en relief par Aubert, a été utilisée par lui, par Bœck, par Arnozan et Vigneron, etc., dans le traitement du chancre mou. Dans ces derniers temps, Welander en a fait le principe d'une méthode exclusive qu'il emploie de la manière suivante : on incise les bords du chancre de manière à le rendre accessible à l'action de la chaleur dans son étendue. On tasse sur la plaie de fines compresses de coton imbibées d'eau chaude, et recouvertes elles-mêmes d'une couche de coton également imbibé d'eau chaude et un peu plus épaisse. Sur le tout on applique un petit tuyau de plomb tordu en serpentin et communiquant d'une part avec un tube de caout chouc adapté à un réservoir rempli d'eau maintenue à la température de 50° au moyen d'une lampe à gaz et, d'autre part, avec un second tube en caoutchouc qui sert à l'écoulement du liquide. Le membre entier est enveloppé dans une couche de coton sec recouvert d'une feuille de caoutchouc. Le chancre est ainsi constamment soumis à l'action d'une température élevée, atteignant environ 41°. Le traitement dure deux jours avec séjour au lit; l'appareil n'est enlevé que pendant quelques instants, trois fois par jour, pour les besoins de la miction et de la défécation. Au bout de ces deux jours, le chancre est transformé en plaie simple qui guérit facilement avec de simples pansements au dermatol. Sur 118 cas traités par Welander au moyen de cette méthode, il n'est pas survenu de bubons.

Cette méthode de Welander réalise le traitement par l'action continue de la chaleur; mais il serait exagéré de l'appliquer à tous les chancres mous, dont un si grand nombre guérissent si facilement par des procédés plus simples.

Dans le même but, en effet, on a prescrit les bains généraux à une température de 40° (Aubert), ou plus simplement, comme l'ont fait Arnozan et Vigneron, les bains locaux à 40° ou 45°. Ces bains locaux, que nous employons nous-même d'une manière régulière, sont donnés deux ou trois fois par jour. Le malade fait baigner le membre pendant une demi-heure environ dans un récipient rempli d'eau chaude, simple ou phéniquée légèrement, et fréquemment réchauffée par de nouvelles additions d'eau à 45°. Ces bains sont utiles non seulement pour les chancres en contact direct avec l'eau, mais aussi pour les chancres sous-préputiaux.

Nous en avons obtenu parfois d'excellents résultats dans les chancres phagédéniques. Pour les chancres du pli de l'aine, de la cuisse ou de l'abdomen, nous nous servons de larges verres de lampe dont le pourtour est appliqué autour du chancre avec une pression suffisante pour ne pas laisser échapper l'eau. L'appareil est rempli d'eau chaude et le malade le maintient en place et renouvelle l'eau pendant un temps suffisant. Dans l'intervalle de ces bains locaux on fait un pansement antiseptique.

Toutefois nous avons vu un chancre phagédénique du gland résister à l'action de ces moyens combinés avec les cautérisations. La méthode de Welander, plus radicale dans son application, serait peut-être la mieux indiquée dans ces cas.

2° *Application des caustiques employés à l'état sec ou à l'état liquide, soit en attouchements, soit en pansements permanents.* — En tête de ces agents de traitement local, nous trouvons encore le *chlorure de zinc.* Il peut être employé en *attouchements,* faits à des intervalles déterminés, tous les jours ou seulement tous les deux ou trois jours. On s'en sert à l'état déliquescent, ou bien en *solution au dixième.* Il est un peu douloureux, mais il ne diffuse pas, et son action est très sûre. Nous nous sommes servi aussi de l'éther zincé ou de l'alcool zincé au dixième. Les résultats obtenus sont sensiblement les mêmes. Ces attouchements caustiques sont faits à l'aide d'un tampon de coton hydrophile roulé à l'extrémité d'une baguette de verre ou de métal, trempé dans le liquide caustique et promené soigneusement ensuite à la surface de l'ulcère.

Dans l'intervalle de ces cautérisations on fait des pansements antiseptiques à l'iodoforme, à l'aristol, etc.;

J'emploie aussi fréquemment la pâte dont j'ai étudié l'emploi avec M. Souplet en 1891 et qui est ainsi constituée :

Chlorure de zinc................ 1 gr.
Oxyde de zinc.... .. .. 9 ou 10 gr.
Eau distillée....... .... Q. S. pour donner au mélange la consistance d'une pâte.

Ce mélange a été employé par Socin pour divers pansements, mais avec une dose de chlorure de zinc un peu plus élevée. On peut appliquer cette pâte directement sur l'ulcère ou mieux encore en imbiber un tamponnet d'ouate hydrophile qu'on maintiendra plus facilement à la surface du chancre mou. Cette pâte cause presque aussitôt des douleurs assez vives, mais supportables, souvent aussi un peu de gonflement des parties voisines ; mais son action est toujours superficielle et n'empiète pas sur le tissu sain. Au bout de 24 heures, on enlève le pansement et l'on voit une très mince escarre blanchâtre qui se détache très facilement et qui est constituée par la surface tomenteuse du chancre mou. Une seule application de la pâte suffit souvent pour éteindre la virulence de l'ulcère ; quelquefois il en faut deux ou trois. Dans certaines localisations du chancre mou, au pénis, au doigt, par exemple, il est extrêmement avantageux de faire un pansement permanent avec une bandelette de gaze imbibée de cette pâte et qu'on applique sur le chancre en faisant un petit appareil *annulaire* autour de l'organe. Ce pansement avec lequel le malade peut facilement se livrer à son travail, peut être maintenu pendant plusieurs jours, quelquefois même jusqu'à la guérison définitive. En somme, les divers modes d'application de cette pâte constituent un traitement très pratique du chancre mou. Comme intensité d'action elle tient une place intermédiaire entre les agents de destruction et les caustiques plus faibles qu'il nous reste à passer en revue.

M. Ducastel emploie en attouchements caustiques une solution d'*acide phénique cristallisé au dixième dans l'alcool* à 90°. C'est un excellent moyen offrant même quelques avantages par rapport au chlorure de zinc, car l'acide phénique est non seulement un puissant antiseptique, mais il produit un certain degré d'analgésie, ce qui est important surtout dans la clientèle. Ces attouchements peuvent être renouvelés tous les jours et sont suivis de pansements avec une poudre antiseptique. M. Humbert emploie l'acide phénique pur contre le phagédénisme.

Beaucoup d'auteurs, et notamment mon maître, M. Fournier, préconisent le nitrate d'argent, recommandé aussi autrefois par Ricord et par Diday. Habituellement on se sert en attouchements caustiques d'une solution à 1/30 ou 1/20; Zeissl emploie une solution saturée pour éteindre la virulence de l'ulcère. M. Fournier prescrit de préférence les applications en solution faible à 3 p. 100. Elles se font à l'aide d'un petit tampon d'ouate hydrophile trempé dans la solution argentique et maintenu sur le chancre. C'est là un excellent moyen dont l'emploi ne doit jamais être oublié ni dédaigné, d'autant plus que le nitrate d'argent est constamment à la portée du médecin et qu'il suffit à lui seul pour amener la guérison du chancre sans l'intervention d'aucun autre antiseptique. Pourtant, dans les applications permanentes, il peut arriver que la peau voisine se desquame, et il peut se produire une extension de l'ulcération, si la virulence n'est pas éteinte. Cet inconvénient se produit rarement avec les solutions faibles et avec des pansements bien faits.

Les *sels de fer* employés sont les suivants : le *per-chlorure de fer* est employé en attouchements quotidiens; Retzel recommande de faire suivre la cautérisation de pansements au calomel; le *citrate de fer* (Zeissl) et surtout le *tartrate ferrico-potassique*, vanté par Ricord qui le considérait comme un véritable spécifique, comme l'ennemi né du phagédénisme. Il le prescrivait de la façon suivante : tartrate ferrico-potassique, 1; eau distillée, 6. Dans ces cas il le donnait en même temps à l'intérieur. Comme le nitrate d'argent, les sels de fer sont employés en solutions fortes pour les attouchements passagers, en solutions faibles pour les pansements permanents.

Nous pouvons passer rapidement sur quelques-uns des nombreux antiseptiques qui ont été recommandés. M. Dujardin-Beaumetz a eu de bons résultats avec une solution de chloral à 5 p. 100. M. Marc Sée a employé le silicate de soude à 3 p. 100. La résorcine a été beaucoup vantée par les médecins italiens qui l'ont employée soit en poudre, soit en solution à 1/10 ou à 1/20.

Nous pouvons encore recommander, d'après nos essais, les attouchements faits avec le naphtol camphré, le salol camphré, le phénol camphré (Gamel et Lop), qui donne d'excellents résultats sur les ulcères atoniques et phagédéniques, le phéno-salyl de De Christmas, le mélange en parties égales désigné sous le nom d'iodo-phéno-chloral.

A l'hôpital de Lourcine, j'ai traité un certain nombre de chancres mous par les attouchements caustiques avec le *sulfo-carbol* que M. Charlard-Vigier avait bien voulu me procurer. Ce produit remarquable, obtenu par le mélange d'acide sulfurique et d'acide phénique à l'état de pureté se présente sous l'apparence d'un liquide de consistance et d'apparence huileuses. Son contact avec la peau recouverte de son épiderme normal ne présente aucun danger. Je l'ai employé à l'état pur sur les chancres très petits, et en solution aqueuse à 1/10 sur les chancres plus étendus. Il modifie rapidement leur surface et son emploi peut être comparé au point de vue de l'action thérapeutique à celui des meilleurs caustiques liquides.

Vers la même époque et dans le même hopital j'ai appliqué pendant quelque temps en attouchements caustiques la solution suivante :

Nitrate acide de bismuth cristallisé.. ....   1 gr.
Eau acidulée avec AzO³................. 10

Cette préparation provoque une cuisson assez vive, mais qui dure peu. Son emploi combiné avec les pansements à l'iodoforme procurait une guérison sûre et rapide.

Le chlorate de potasse a été préconisé principalement contre le phagédénisme. On emploie aussi en pansements l'eau oxygénée, la liqueur de Labarraque au quart, etc...

3° *Application d'agents antiseptiques à l'état sec ou liquide.* — Pour les pansements antiseptiques permanents, on se sert surtout des *composés à base d'iode.* L'agent le plus généralement prescrit est l'*iodoforme*, dont mon savant maître M. Besnier s'est servi l'un des premiers en 1866 dans le traitement du chancre mou. L'iodoforme peut guérir à lui seul le chancre mou, sans l'aide d'aucun caustique. Malheureusement son odeur pénétrante et trop connue rend son emploi

souvent impossible. Quelquefois aussi il cause des
érythèmes iodoformiques qui obligent à y renoncer.
Malgré ses défauts, l'iodoforme peut être considéré
comme le remède type à opposer au chancre mou.
On s'est efforcé de faciliter son emploi en masquant
son odeur insupportable. Plusieurs moyens ont été
proposés pour le rendre plus tolérable : nous citerons
l'acide phénique dans la proportion de 1/10; le
camphre, 2 à 3 p. 10; la coumarine, 2 p. 10; les essences de menthe, de bois de sassafras, d'eucalyptus,
de bergamote, 6 à 12 gouttes pour 10; la créosote,
le café torréfié, la vanilline, le thymol, le benjoin,
le menthol, le tannin, la créoline, etc. Ces agents
divers, seuls ou associés, diminuent ou font même
disparaître l'odeur de l'iodoforme ; mais cette disparition n'est que passagère. Bientôt les principes qui
neutralisent ou masquent cette odeur, s'évaporent
eux-mêmes et perdent leur action à la température
du corps et l'iodoforme ne tarde pas à trahir sa présence. C'est là le grand défaut de cet admirable agent
et c'est ce défaut qui provoque et justifie les nombreuses recherches incessamment faites pour le
détrôner. On peut remarquer que pour tous les auteurs l'iodoforme reste le véritable type de l'antiseptique à opposer au chancre mou et que toutes les
nouvelles substances sont mises en parallèle avec lui
quant à leur efficacité et à leurs avantages thérapeutiques. Les succédanés sont déjà nombreux et plusieurs
ont mérité d'appeler l'attention dans ces dernières
années.

L'*iodol* et l'*aristol* (biiodure de thymol) ont sur l'iodoforme l'avantage incontestable de ne pas présenter
d'odeur, mais ils sont moins actifs. L'iodol a souvent
l'inconvénient de former une pellicule adhérente qui

retient le pus à la surface du chancre. L'aristol nous a
paru préférable. On peut conseiller parfois aux malades de la ville d'appliquer l'iodoforme pendant la
nuit et la poudre d'iodol ou d'aristol pendant le
jour.

L'*europhène* (1) (iodure d'isobutylorthocrésol) est
un composé iodé dont l'odeur rappelle celle du safran ;
il peut être employé en poudre ou en pommade. L'iode
qu'il contient est mis en liberté au contact du chancre
qui se sèche et guérit rapidement. Toutefois, dans les
essais faits à l'hôpital du Midi (2), nous l'avons vu
échouer plusieurs fois ; son action nous a paru comparable à celle de l'iodol avec une certaine supériorité.

Le *biiodure de thiophène* a été considéré aussi comme
un succédané de l'iodoforme, mais il a été peu employé jusqu'ici dans le traitement du chancre mou.

L'*iodo-sulfate de cinchonine* employé en poudre nous
a paru d'un effet peu sûr. Tout récemment MM. Hallopeau et Brodier ont recommandé le *diiodoforme*, dont
la composition élémentaire est voisine de celle
de l'iodoforme, également très riche en iode, mais
ne donnant pas d'odeur désagréable. Il amène la
guérison du chancre mou en 18 ou 20 jours (3).

Les composés salicylés, et en particulier le *salol*,
n'ont pas donné tous les bons résultats qu'on en
pouvait attendre. L'acide salicylique ne convient
que pour des applications peu nombreuses. Il devient

(1) EICHOFF. *Therap. Monatshefte*, juillet 1891. — W. SIEBEL,
ibidem.
(2) ESTAY. *Contrib. à l'étude des applications de l'europhène
au traitement du chancre mou.* Th. de Paris, 1893.
(3) HALLOPEAU et BRODIER. *Soc. de Thérapeutique*, 24 janvier 1894.

facilement irritant, même mélangé à l'iodoforme ou au talc dans la proportion de 1 p. 10. L'action du salol nous a paru infidèle. Il nous a donné un succès rapide chez un malade qui portait de nombreux chancres mous du gland, à forme térébrante. Mais dans d'autres cas il a été insuffisant ; il irrite parfois l'épiderme autour du chancre et son emploi prolongé peut alors avoir des inconvénients. Le salol camphré, comme nous l'avons vu, convient plutôt pour les attouchements quotidiens que pour les pansements permanents.

Un certain nombre de préparations de *bismuth* ont été aussi préconisées pour le traitement du chancre mou. Le sous-nitrate, le salicylate, le sous-benzoate (Finger) et surtout le gallate basique ou *dermatol* (Rosenthal) ont été recommandés. Le dermatol, que nous avons essayé, peut s'employer en poudre ou en pommade à 10 p. 100. Il n'a pas la valeur de l'iodoforme, mais on peut l'employer quand le chancre commence à se modifier.

Dans la série aromatique, l'acétanilide a été recommandé par Basilewitch. L'antipyrine peut être réellement utile dans certains cas à cause de ses propriétés hémostatiques. On peut l'employer en solution à 1 p. 10.

L'*alumnol* peut aussi être appliqué pur sur le chancre, ou bien mélangé en parties égales avec de l'amidon.

Enfin le camphre peut aussi rendre des services, dans les cas de phagédénisme notamment, mais alors il convient de l'associer à d'autres agents, car seul il est habituellement insuffisant.

Nous avons déjà signalé les avantages de ces *mélanges antiseptiques*, qui sont particulièrement indiqués dans le traitement du chancre mou lorsqu'il y a des tendances au phagédénisme. Les substances préconisées étant très nombreuses, ces mélanges peuvent paraître parfois un peu fantaisistes. Chaque auteur recommande ceux qui lui ont donné des succès dans les cas rebelles qu'il a rencontrés. Nous ne pouvons en citer ici que quelques-uns :

    Acide pyrogallique.................. 1 partie
    Amidon........................... 3 parties (VIDAL,
                                    TERRILLON, ANDRIEU).

Une ou deux cautérisations avec ce mélange détruisent la virulence. On peut aussi l'employer en pommade à 1/10 ou 1/5. L'acide pyrogallique est surtout indiqué dans les chancres phagédéniques (Vidal) (1).

    Sous-nitrate de bismuth............... ⎫ ãã 4 gr.
    Calomel............................ ⎬
    Poudre de quinquina............ ...... ⎭ (DAVIS)

Cavazzani a recommandé le mélange suivant dans le traitement du chancre et du bubon suppuré :

    Iodoforme........................... 55
    Ac. salicylique.................... ⎫ ãã 20
    Sous-nitrate de bismuth...... ... . ⎬
    Camphre........................... ⎭   5

Nous pourrions citer encore plusieurs formules à base d'alun, sulfate de cuivre, camphre, iode, etc...

Nous nous servons beaucoup d'une poudre composée d'une partie de chlorure de zinc pour neuf ou dix parties d'oxyde de zinc, et nous la substituons très fréquemment à l'iodoforme. Quelquefois elle est un peu trop caustique et attaque le fond du chancre

(1) VIDAL. Bulletin de Thérapeutique, janvier 1883.

mou; il faut alors porter à 15 parties la proportion d'oxyde de zinc. Depuis que j'ai étudié avec M. Souplet l'action de cette poudre, dont le prix de revient est insignifiant, c'est presque la seule que je prescrive à la consultation de l'hôpital.

En résumé, on n'a pour ainsi dire que l'embarras du choix, dans ce grand nombre des agents de traitement local du chancre mou. La série en est déjà bien longue et elle s'enrichira encore en raison des facilités que présente aux tentatives thérapeutiques une affection aussi commune que le chancre mou. Ce qu'il faut retenir dans tout cela, c'est la marche à suivre dans le traitement, quels que soient les agents qu'on ait choisis. Nous pouvons l'indiquer dans les propositions suivantes :

1° Soins minutieux de propreté, asepsie aussi complète que possible aux environs du chancre. A ce point de vue les bains locaux à une température supérieure à 40°, et renouvelés deux fois par jour, rendent les plus grands services. Ils sont également très précieux pour les chancres phagédéniques.

2° Après le bain local, attouchement caustique, une fois par jour ou seulement tous les deux ou trois jours, avec le chlorure de zinc, nitrate d'argent, acide phénique, etc. Ces caustiques interviendront autant de fois qu'il sera jugé nécessaire pour éteindre la virulence du chancre et le transformer en plaie simple. Dès que ce but semble atteint, on cesse de cautériser. Dans l'intervalle des cautérisations on applique des pansements antiseptiques permanents avec les poudres ou les solutions faibles (iodoforme, nitrate d'argent, poudre zincée au dixième, etc.).

3° Ces pansements permanents doivent être minu-

tieusement faits et répétés chaque fois qu'une souillure du foyer a pu se produire (urine, etc.). Ils seront faits jusqu'à la cicatrisation complète.   .

Il faut en outre conseiller le repos : éviter les con-
tacts et les mouvements qui peuvent déplacer les
pansements et amener une irritation du chancre.
Chez les sujets affaiblis il faut user dès le début de
toutes les ressources de la médication tonique :
amers, nourriture substantielle, café, fer ; action
des grands bains, du grand air, de la campagne, du
bord de la mer, etc.

Destruction prompte de la virulence par les cautérisations, antisepsie, repos et toniques : c'est en cela
que se résume le traitement du chancre mou.

CHAPITRE IV

Traitement du chancre mou phagédénique et de la gangrène des organes génitaux.

Chancre mou phagédénique. — Le traitement de cette variété de chancre ne diffère pas de celui du chancre mou ordinaire. On ne connaît pas, en effet, d'agent pathogène spécial pour le chancre phagédénique. L'extension particulière que prend le processus ulcératif peut fort bien s'expliquer par l'action seule du bacille du chancre mou. Les mauvaises conditions locales, associations microbiennes, malpropreté, urine, rétention du pus, favorisent la progression du chancre. Il en est de même pour les mauvaises conditions générales, alcoolisme, scrofule, syphilis, anémie, cachexie, etc...; de là des indications importantes, capitales, dans le traitement de ce chancre.

Traitement local. — Le chancre phagédénique n'étant pas autre chose qu'un chancre mou de proportions plus considérables et à marche envahissante, nous n'avons rien à ajouter d'important à ce que nous avons dit à propos du traitement du chancre mou. L'application locale des hautes températures, les cautérisations, la balnéation, l'asepsie des parties voisines sont de règle, ainsi que l'extrême minutie dans les pansements. Les agents d'antisepsie sont les mêmes, iodoforme, aristol, tartrate ferrico-potassique,

etc... Nous avons signalé à propos du chancre mou
ceux qui conviennent le mieux contre le phagédénisme. L'intervention chirurgicale au moyen du *raclage* a été proposée : il ne peut être appliqué qu'à la
condition d'être fait très complètement et dans des
surfaces peu étendues; encore devra-t-il être toujours
suivi de l'application d'un caustique énergique destiné à détruire tout ce que le raclage aurait pu épar-
gner. Les *cautérisations ignées* au thermo-cautère ou
au galvano-cautère ne sont utiles également que
pour des surfaces limitées, entourées de tissu normal,
par exemple, dans les ulcérations récidivantes qui
se font parfois dans des endroits cicatrisés. Si la cautérisation épargne un point atteint par le processus
chancreux, elle peut favoriser son extension au moment du détachement de l'escarre.

Le repos, l'immobilité de la plaie et des pansements
ont la plus grande importance dans le traitement.
Enfin le traitement tonique utile déjà dans le chancre
mou, est ici d'une nécessité absolue. Le milieu hos-
pitalier est nuisible à ces malades qui guérissent
parfois rapidement dès qu'on a amélioré les conditions hygiéniques dans lesquelles ils vivent. Je puis
citer comme exemple instructif l'observation d'un
malade traité à l'hôpital du Midi pour un chancre
phagédénique qui rongeait peu à peu le gland et le
prépuce. Soigné d'abord par un de mes collègues, le
malade, anémié par le séjour à l'hôpital, en sortit
non guéri après trois mois de séjour. Il rentrait le
22 avril 1892 et l'on constatait l'existence d'un second
chancre également phagédénique que le malade s'é-
tait inoculé au-dessous de la clavicule gauche, probablement par le grattage. Malgré les cautérisations,
les bains chauds, les divers pansements antisep-

tiques les plus minutieux, malgré le traitement tonique, le phagédénisme résista. Au moment où l'on
croyait le chancre modifié et sur le point de guérir,
on voyait tout à coup le travail ulcératif reparaître.
Au bout de 40 jours je conseillai au malade de retour-
ner dans son pays. Il fit mieux : après quelques jours
passés dans sa ville natale, il se rendit au bord de la
mer. Là, il prit des bains en continuant tout seul et de
son mieux les mêmes pansements qu'à l'hôpital. L'é-
tat général tout d'abord s'améliora très promptement ;
en quinze jours les deux chancres phagédéniques
sous-claviculaire et du gland étaient complètement
cicatrisés. Il revint peu de temps après à Paris me
faire constater la guérison qui se maintenait parfaitement. L'action fortifiante de l'air et des bains de
mer avait en quinze jours amené une guérison que
n'avaient pu obtenir les soins locaux les plus attentifs prolongés pendant des mois entiers.

Gangrène des organes génitaux. — La gangrène
est une complication assez fréquente du chancre
mou, mais elle peut se présenter aussi dans le chancre
syphilitique, dans les phimosis de diverses causes,
dans le paraphimosis, etc.

Dans le traitement de la gangrène de la verge, il
faut, en premier lieu, supprimer les obstacles méca-
niques qui gênent la circulation locale. S'il y a un
paraphimosis, il faut le réduire. S'il y a un phimosis,
il faut le débrider largement sur la face dorsale du
prépuce et mettre le gland à nu. Cette incision, surtout dans les cas de phimosis serré, a des effets immédiats : la douleur cesse, les tissus se dégorgent,
très rapidement le processus gangreneux se limite.

Quand la gangrène dépasse le prépuce, il ne suffit
plus de débrider celui-ci ; il faut faire des débridé-

ments sur les parties latérales du pénis. Les mouchetures au thermo-cautère sont alors préférables aux grandes incisions à cause du danger des hémorragies. Elles seront faites sur toute la surface des tissus atteints par le sphacèle, de manière à permettre un facile écoulement de la sérosité. Toute la partie malade sera saupoudrée d'iodoforme, puis enveloppée dans des compresses de mousseline imbibées d'une solution froide, soit boriquée à 4/100, soit phéniquée à 1/100 ou 1/50. Les points ulcérés sont touchés avec la solution de nitrate d'argent à 1/20 ou de chlorure de zinc à 1/10.

Les grands bains (Fournier) et les bains locaux dans des solutions antiseptiques sont aussi d'une grande utilité. Toutefois les pansements humides ne peuvent pas être préconisés d'une manière systématique dans la gangrène. Parfois les pansements secs au salol ou à l'iodoforme seront employés avec plus de succès.

Au moment de l'élimination des escarres, il faut être prêt à porter remède aux hémorragies qui pourraient survenir. Enfin il faudra diriger la réparation, régulariser certains lambeaux, si cela est nécessaire, et faciliter le rapprochement des tissus, quand il y a de grandes surfaces dénudées à recouvrir. Comme on l'a souvent fait remarquer, la peau si élastique des organes génitaux se prête à des réparations qui paraissent impossibles au moment de la chute des escarres.

Pendant toute la durée de la maladie, il est indispensable de recourir à la médication tonique : le café, la kola, le thé, les potions vineuses ou alcooliques, le sulfate de quinine devront être quotidiennement prescrits, suivant les indications particulières à chaque cas.

CHAPITRE V

Traitement du bubon vénérien.

Le *traitement abortif* du bubon vénérien réussit dans un assez grand nombre de cas, surtout dans les cas où le bubon a pour cause un chancre syphilitique ou la blennorragie. Nous avons vu ainsi plusieurs fois des collections purulentes arrivées à la fluctuation se terminer par induration résolutive. Le repos absolu au lit est le plus sûr agent du traitement. Il faut y joindre les applications froides : nous nous contentons pour cela de compresses de mousseline fréquemment imbibées d'eau blanche. Nous avons moins de confiance dans les badigeonnages iodés et dans la pommade à l'ichtyol (10 p. 30) fréquemment employée. Il faut repousser définitivement l'onction mercurielle qui amène trop souvent des érythèmes et des stomatites. La compression bien faite peut être parfois essayée.

Nous ne ferons que rappeler que l'on a proposé de faire d'emblée l'extirpation du foyer ganglionnaire, opération qui nous paraît devoir être repoussée; car, sans parler des autres raisons, le bubon guérit trop souvent fort bien par les méthodes ordinaires.

Il est à peine nécessaire de dire que les soins préliminaires de l'antisepsie de la région doivent précéder toute intervention chirurgicale. Avant tout, il convient de faire prendre au malade un grand bain avec savonnage. Les poils de la région inguino-crurale seront rasés, la peau sera savonnée, lavée à l'eau chaude, à l'alcool ou à l'éther et finalement avec la solution de sublimé à 1/1000.

Une méthode intéressante consiste à modifier le foyer purulent par des injections antiseptiques : on a recommandé notamment pour cela le camphre, le sulfate de cuivre, l'éther iodoformé. Welander a étudié dans ce but diverses préparations mercurielles et il donne la préférence au benzoate de mercure :

```
Benzoate Hg....·.................. ............    1 gr.
Chlorure de sodium........... ........           0,50
Eau distillée........................... ...      100
```

On injecte avec les précautions antiseptiques nécessaires une demi-seringue ou une seringue de Pravaz de cette solution; on fait ensuite un pansement légèrement compressif. Cette injection augmente d'abord les douleurs et l'inflammation; il se produit une fluctuation qui bientôt se résorbe. La résolution se produit en sept ou dix jours (Lœtnik), même avec des bubons déjà ramollis, même alors que du pus s'était écoulé au moment de la piqûre. Sur 100 cas, Welander en a observé 78 favorables; le traitement a échoué dans 22 cas; dans 5 de ces cas, le bubon était virulent. Cet auteur croit que l'on a toujours avantage à tenter les injections abortives, surtout quand la peau se présente encore en bon état à la surface du bubon. Lœtnik a traité 140 malades avec cette méthode et obtenu la résolution dans 122 cas. Brousse et Bothézat, Spietschka ont également expérimenté ce traitement. Les essais faits dans notre service par Yvinec (1), quoique trop peu

---

(1) *Etude sur le traitement du bubon vénérien*, par Ch. YVINEC. Th. de Paris, 1893.

nombreux, sont favorables à la méthode. Nous croyons avec lui qu'on peut la tenter chaque fois que cela est possible ; elle ne cause pas de grandes douleurs au patient ; dans les cas où elle n'amène pas la guérison, elle ne la compromet pas et ne la retarde pas. En cas d'insuccès, on pourra toujours avoir recours à la ponction avec le bistouri.

Il faut rapprocher de ce traitement les injections d'éther iodoformé qui ont aussi procuré des succès [Verneuil, Fontan, Von Eichstorff (1), Gamel (2)] On peut en injecter un centimètre cube environ, deux ou trois fois par semaine.

Ponction. — On a préconisé d'abord la ponction capillaire sans aspiration du pus, puis la ponction avec aspiration unique ou multiple pratiquée avec l'appareil de Dieulafoy ou de Potain. Après avoir évacué l'abcès, Le Pileur (3) pratique l'introduction dans le trajet de l'aiguille d'une mèche filiforme renouvelée chaque jour ; on fait une compression méthodique sur le foyer. Si celui-ci paraît virulent, la mèche est imbibée de nitrate d'argent à 1/30 ou l'on fait même une instillation argentique dans le foyer. Cette pratique délicate et minutieuse donne de bons résultats et peut être employée surtout quand on tient à obtenir une guérison sans cicatrice apparente.

Le procédé de Cordier (4) se rapproche beaucoup du précédent : 1° dès qu'il y a œdème, petite ponction

---

(1) Von Eichstorff. *Traitement des bubons par les injections d'éther iodoformé*, Th. de Paris, 1889.

(2) Gamel. Traitement du bubon (*Semaine médicale*, annexes 1892).

(3) Le Pileur. Th. de Paris, 1875, et *Annales de Dermat.* 1876.

(4) Cordier. Sur le traitement du bubon (*Lyon médical*, p. 109, 1890).

avec un bistouri étroit; on fait écouler le pus sans
exercer de pressions ; on injecte ensuite dans le
bubon un centimètre cube de nitrate d'argent à
1/50; pansement occlusif avec iodoforme. La guérison
se fait souvent avec induration en deux ou trois jours.
—2° Si la suppuration est plus avancée on fait après la
ponction une première injection argentique qu'on
fait écouler avec le pus, puis une deuxième injection
qu'on laisse dans le foyer. Dès le lendemain, suppuration abondante qui dure deux ou trois jours et
devient séreuse. La guérison se produit ensuite
avec la résorption de la sérosité épanchée.

Otis (1) recommande de laver après la ponction le
foyer ganglionnaire avec une solution de sublimé à
1/1000. Il introduit ensuite à l'aide d'une seringue
de la vaseline iodoformée liquéfiée par la chaleur.
Le Jollec a fait remarquer justement que la vaseline
offre le grave inconvénient de ne pas se résorber
dans les tissus.

Enfin Gamel et Lop ont recommandé aussi d'employer pour ces pansements sous-cutanés le phénol
camphré (acide phénique cristallisé, 10 grammes;
camphre, 25 grammes ; mêlez et faites tiédir au
bain-marie). Cette préparation nous a paru surtout
utile dans le traitement des bubons avec ulcérations
atoniques et trajets fistuleux.

Comme on le voit, la grande incision parallèle au
ligament de Poupart est justement abandonnée par
les auteurs. La petite incision ou plutôt la ponction
au bistouri suffit pour le plus grand nombre des cas;
il faut la faire verticalement, perpendiculaire à l'ar-

(1) Otis. Traitement des bubons suppurés (*Journ. of cut.
and genit-ur dis.*, vol VI, n° 5).

cade, comme l'ont recommandé Panas et Terrillon,
on peut s'aider au besoin du stylet pour faciliter la
sortie du pus. Plusieurs auteurs recommandent le
lavage du foyer, soit au sublimé, soit avec de l'eau
phéniquée chaude à 40° ou 41° [Aubert (1), Arnozan
et Vigneron (2).] Ce lavage peut être utile pour les
grands foyers et pour les bubons chancreux, mais il
n'est pas toujours indispensable. Après avoir évacué
le foyer, nous faisons pendant deux ou trois jours
des pansements occlusifs avec de minces lamelles
d'ouate imbibées de la pâte de Socin :

> Chlorure de zinc.........................   1
> Oxyde de zinc.............................   10
> Aq. dist...................................   Q. S.

Ces pansements levés tous les jours permettent l'é-
coulement de la sérosité purulente : dès que celle-ci
diminue, nous faisons un pansement iodoformé et compressif avec un spica ouaté convenablement serré.
Nous obtenons ainsi pour un grand nombre de cas des
guérisons rapides avec des cicatrices insignifiantes (3).

Nous serons très bref sur le bubon chancreux dont
le traitement ne diffère pas de celui du chancre
mou. Les divers pansements antiseptiques et les
cautérisations modificatrices doivent être mis en
action avec énergie dès que l'on s'aperçoit que les
bords de l'incision prennent l'apparence ulcéreuse
caractéristique. La prophylaxie a ici un rôle important à jouer ; car les travaux de Straus ont dé-

---

(1) AUBERT. La chaleur et le chancre simple (*Lyon médical*,
août 1883, n° 32.)

(2) ARNOZAN et VIGNERON. Traitement du chancre mou et du
bubon (*Journ. de Méd. de Bordeaux*).

(3) BALZER et SOUPLET. Emploi du chlorure de zinc dans le
traitement du chancre mou et du bubon (*Bulletin médical*,
1891).

montré que le plus grand nombre des bubons ne
deviont chancreux que secondairement, par trans-
port du pus du chancre au bubon incisé. Il faut donc
avant tout faire des pansements qui établissent un isolement rigoureux tant que le chancre n'est pas guéri.

Enfin quand les malades viennent tardivement se
montrer, quand les ganglions infectés sont nombreux,
des décollements se produisent facilement, des contre-
ouvertures avec drainage sont nécessaires ; il se produit des fistules, les bords de l'ulcère se recroque-
villent et la peau se met en contact avec des surfaces
qui bourgeonnent mal. Plusieurs méthodes doivent
être alors employées :

1° Faire avec les ciseaux ou le thermo-cautère une
ou plusieurs incisions qui découvrent complètement
le fond de l'ulcère que l'on peut racler ou toucher au
thermo-cautère. Si la peau s'enroule, si elle est trop
altérée ou trop amincie pour pouvoir participer au
travail de réparation, il faut exciser les bords de l'ulcère avec les ciseaux ou le thermo-cautère. On panse
ensuite à plat avec l'iodoforme.

2° Dans quelques cas, après avoir fait cette excision
avec les ciseaux et pratiqué un vigoureux raclage du
fond de l'ulcère, on peut faire des points de suture et
obtenir ainsi une rapide guérison. M. Mermet a obtenu dans notre service d'excellents résultats de
cette pratique dans plusieurs cas de bubons inter-
minables (1).

3° Parfois, enfin, la guérison ne peut être obtenue
sans l'énucléation des ganglions infectés, opération
chirurgicale délicate qui peut seule mettre fin à des
suppurations intarissables.

_____

(1) Mermet, *Arch. de Méd.*, 1891.

TROISIÈME PARTIE

CHAPITRE PREMIER

Traitement général de la syphilis : Médication spécifique.

Le traitement de la syphilis ne doit pas comporter seulement le traitement de ses manifestations, c'est le traitement de la maladie elle-même, la destruction ou tout au moins l'atténuation de sa cause... Il faut que le malade soit mis à l'abri des dommages que la syphilis peut lui causer, à lui-même et à sa descendance. C'est là vraiment le traitement de la syphilis (1).

Ces citations empruntées à notre excellent et savant maître dont l'admirable ouvrage nous a servi de guide, nous paraissent contenir la solution des nombreuses questions de pratique que soulève l'étude du traitement de la syphilis; elles peuvent servir de base à la conduite du médecin.

Plus s'étend la connaissance de la syphilis et plus s'impose dans son traitement l'intervention prolongée et énergique des médicaments spécifiques. Nous sommes loin aujourd'hui de cette singulière opposi-

---

(1) A. Fournier. *Traitement de la Syphilis.* Paris, 1893.

8

tion au traitement de la syphilis et des arguments avec lesquels on prétendait la considérer comme étant une maladie réglée, à étapes cycliques, qu'il fallait respecter. Des preuves multipliées ont démontré qu'il ne suffisait pas de tonifier le malade et de soutenir ses forces pendant l'évolution des manifestations de la maladie. La conviction générale aujourd'hui est que toutes les syphilis doivent être traitées, même celles que l'on pourrait qualifier d'abortives. Les sujets non infectés ne sont nullement à l'abri des accidents viscéraux ou tertiaires. La meilleure preuve que la syphilis est en eux purement latente, c'est que la transmission héréditaire peut s'effectuer ainsi en l'absence de toute manifestation de la maladie, et cela pendant plusieurs années consécutives.

Sans nous arrêter davantage à l'examen de ces questions, nous entrerons immédiatement dans l'étude des deux médications de la syphilis, par le mercure et l'iode.

Médication spécifique. — Nous ne ferons que rappeler l'opposition qui a été faite au mercure, non seulement par le public, mais par les médecins. Le mercure a été représenté à certains moments comme étant coupable de tout le mal, amenant tous les accidents secondaires et tertiaires, plus redoutable par conséquent que la syphilis elle-même. Actuellement encore, bien que le mercure ait triomphé de tous ces obstacles et que les progrès irrésistibles de l'antisepsie aient assuré sa victoire, il n'est pas rare de voir se produire contre lui des attaques plus ou moins directes auxquelles fait immédiatement écho la crédulité du public.

On a reproché au mercure avant tout ses effets toxiques. Certes on ne peut les nier, mais comme nous

le montrerons plus loin, ces accidents peuvent être
facilement prévenus et déjoués par une surveillance
attentive des malades et des effets de la médication.

Le reproche tiré de l'insuffisance des effets thérapeutiques du mercure n'est pas plus sérieux, comme
l'a si bien montré M. Fournier. Le mercure ne réussit
pas toujours, mais pour quelle maladie a-t-on trouvé
un médicament infaillible? Pendant la période secondaire les insuccès complets du mercure sont bien
rares comparés au nombre considérable de cas dans
lesquels ses heureux effets atténuent si bien la gravité des accidents que les malades d'abord terrifiés à
l'annonce de leur mal, tombent ensuite trop souvent
dans un fâcheux excès de confiance. D'ailleurs pour
cette période comme pour la période tertiaire bien
souvent le médecin peut discerner les causes de l'échec
de la médication. Certaines lésions de dégénéresence,
de ramollissement, de nécrose des tissus échappent
manifestement à l'action des spécifiques. Il en est de
même pour les scléroses dont l'organisation est trop
avancée et encore, en ce qui les concerne, nous avons
la conviction que les efforts thérapeutiques souvent
se découragent trop facilement (1). D'une manière
générale tous les processus secondaires ou tertiaires
dans lesquels intervient l'oblitération des vaisseaux
peuvent à un moment donné échapper aux effets du
traitement ou au moins leur présenter une grande
résistance. Enfin dans la syphilis comme dans toutes
les infections il y a des cas où la puissance du virus
est au-dessus de nos moyens de traitement. Le médecin dans ces cas doit appeler à son aide non seulement les médicaments, mais tous les moyens qui

(1) Fournier. *Les affections parasyphilitiques.* Paris, 1894.

peuvent tonifier le malade, hydrothérapie, changement de climat, etc. Telle médication spécifique qui échoue radicalement à l'hôpital ou à la ville va être suivie rapidement d'heureux résultats si le malade se transporte à la campagne ou au bord de la mer. Le traitement de la syphilis comprend donc: 1° le maniement des médicaments spécifiques; 2° l'emploi des médications adjuvantes et de toutes les ressources que l'hygiène peut fournir au malade.

CHAPITRE II

Evolution physiologique du mercure dans l'organisme.

I — ABSORPTION DU MERCURE

Voies de pénétration. — Le mercure offre à l'absorption les obstacles que présentent la plupart des agents antiseptiques les plus actifs. C'est un coagulant très énergique, et qui forme facilement avec les matières organiques des combinaisons qui devront se décomposer ou se transformer pour que le mercure puisse être mis en circulation; de là des arrêts inévitables dans le travail de l'absorption et de l'élimination. Les voies de pénétration sont les suivantes :

1° Les voies respiratoires : l'extrême volatilité du mercure, si bien démontrée par M. Merget, ne permet plus de mettre en doute l'absorption des vapeurs mercurielles. Le métal est ainsi absorbé par les vésicules pulmonaires à l'état de nature.

2° La surface cutanée: on discute encore sur la question de savoir si le mercure peut être absorbé par la peau recouverte d'un épiderme intact. Il est vraisemblable que le mercure ainsi administré est absorbé surtout par les voies respiratoires. La peau ne peut intervenir activement dans l'absorption que dans le cas d'altération du revêtement épidermique.

3° La voie sous-cutanée, que le mercure soit introduit par une injection, soit dans l'hypoderme, soit dans le muscle.

4° La voie digestive (estomac, rectum).

A chacune de ces voies d'introduction correspond une méthode d'administration du mercure dans le traitement de la syphilis. Nous étudierons à propos de chacune de ces méthodes le mode de pénétration du mercure dans l'organisme, mais il convient d'étudier d'abord d'une manière générale sous quelle forme le mercure peut être absorbé et ce qu'il devient dans l'économie (1).

Que devient le mercure après son introduction dans l'organisme? Hunter, en se fondant sur l'identité d'action du mercure, quels que soient la préparation et son mode d'emploi, avait pensé que le mercure devait circuler dans le sang sous une forme toujours identique. On discute encore aujourd'hui la question de savoir quelle est cette forme et nous nous trouvons en présence de deux théories principales :

1° **Théorie de Mialhe.** — *Le mercure existe dans le sang à l'état de combinaison soluble.* D'après Mialhe, le mercure se combine avec les chlorures de l'économie, et c'est à l'état de *bichlorure de mercure* qu'il pénètre et se maintient dans la circulation.

Cette transformation s'explique facilement pour le tube digestif où les chlorures sont abondants et se combinent avec le mercure. Elle serait produite aussi à la surface de la peau, lorsque le mercure pénètre dans les goulots des glandes et des follicules pileux; il arriverait alors à se transformer en bichlorure au contact des chlorures contenus dans les sécrétions de la peau.

---

(1) Hallopeau. *Le mercure*, Th. d'agrég., 1878. — Leidié, *Mercure et ses composés*, Th. d'agrég. 1889. — Secousse, Th. de Bordeaux, 1893.

La théorie de Mialhe a été adoptée par Voit, Over-beck, Nothnagel et Rossbach, Furbringer, Bucheim et Oltingen, Otto Graham, etc., qui ont expliqué les phases de cette transformation du mercure. En pré-sence des chlorures des humeurs, le mercure forme d'abord du bichlorure; celui-ci, agent énergique de coagulation, mis au contact de l'albumine, forme aussitôt un albuminate de mercure insoluble, mais pouvant devenir soluble s'il y a un excès d'albumine et de chlorure de sodium. C'est surtout le chlorure de sodium qui faciliterait la pénétration du mercure dans le sang où il circulerait à l'état de sel double, de *chloroalbuminate de mercure et de sodium*, faci-lement retenu à l'état de solution par l'excès de chlo-rure de sodium contenu dans le sang. Les mêmes explications s'appliquent à l'état du mercure contenu dans les diverses humeurs de l'économie, et notam-ment dans l'urine où il se trouverait à l'état de chlo-rure double (1).

Pour M. Merget, les conclusions de Mialhe et des auteurs que nous venons de citer n'ont jamais été prouvées : ce sont là d'ingénieuses vues de l'esprit, et non des faits démontrés. M. Merget a résumé dans deux ouvrages l'importante série de ses travaux sur ce sujet et ce n'est que justice de donner son nom à la théorie qu'il oppose à celle dont nous venons de parler.

2° **Théorie de Merget** (2). — *Le mercure existe*

(1) Dans un travail récent que nous aurons plusieurs fois oc-casion de citer, Winternitz reconnaît l'échec de toutes les ten-tatives faites pour reconnaître sous quelle forme le mercure est éliminé dans l'urine.

(2) MERGET. Action toxique, physiologique et thérapeutique des vapeurs mercurielles (Th. de Bordeaux, 1888). — *Mercure*, un vol. Bordeaux, 1894. — BLAREZ, Th. de Bordeaux, 1882, n° 15.

*dans le sang à l'état de nature, à l'état métallique, et
non à l'état de combinaison soluble.* Cette théorie
repose sur l'état de volatilisation extrême du mercure et sur la tension considérable de ses vapeurs,
même à la température moyenne de l'atmosphère.
En cet état de vapeur, le mercure est absorbé directement par le poumon et il est ainsi absorbé à l'état
de nature. Ces faits sont incontestables en ce qui
concerne le mercure absorbé à l'aide de la méthode
des frictions ou par les diverses méthodes d'inhalation.

L'absorption se passe à peu près de la même manière lorsqu'il s'agit des autres voies de pénétration
de mercure. Par exemple, si l'on ingère, ou bien si
l'on injecte sous la peau une préparation mercurielle
soluble ou insoluble, diverses transformations se
formeront suivant la nature du sel ingéré ou injecté,
mais finalement toujours il y aura réduction de ce
sel au contact de la matière organique. Le mercure
réduit est constitué par des particules d'une très
grande finesse, dont la volatilisation est précipitée à
la fois par cet état d'extrême division et par la température relativement élevée du corps humain ; ainsi
amené à l'état de vapeur, le mercure passe dans les
vaisseaux. Toujours à l'état de vapeur dans le sang,
il peut sortir des vaisseaux pour diffuser dans les
tissus. M. Merget pense que là aussi le mercure ne
subit ni modification ni combinaison chimique et
conserve intégralement son état métallique. S'il est
retenu dans les tissus, ce n'est pas par le fait des
combinaisons nouvelles, mais par fixation de ses
vapeurs sur le protoplasma cellulaire qui agit en les
condensant ; elles sont mises de nouveau en liberté,
dès que la saturation diminue.

A l'état de vapeur, dit M. Merget, le mercure circule dans les vaisseaux sans altérer ni le sérum, ni les globules. Sous forme de sel dissous, au contraire, il ne peut exister de contact avec le sang, sans qu'il se produise aussitôt des altérations de cette humeur. Les chloralbuminates et les oxydalbuminates hydrargyro-alcalins auxquels les mercuriaux donnent naissance dépouillent les globules de leur hémoglobine. C'est à eux que sont dues les altérations profondes du sang dans les empoisonnements.

C'est aussi à l'état de vapeur que le mercure se trouve dans les autres humeurs de l'économie ainsi que dans les urines où il n'existerait pas à l'état de dissolution, contrairement à la théorie de Mialhe. Il serait également à l'état de nature dans l'air expiré par les sujets, dans les matières fécales, etc.

Les effets physiologiques du mercure doivent être attribués, dit M. Merget, à l'action du métal lui-même, et non pas à l'action des composés albuminiques solubles auxquels on prétend qu'il donnerait naissance. On n'a jamais fourni aucune preuve de leur présence ni dans le sang, ni dans un liquide quelconque de l'économie.

Le mercure s'accumule partout dans les tissus, mais il se rencontre surtout dans les organes d'élimination. C'est dans le foie, la rate et dans les reins qu'il est principalement abondant. Il s'accumule moins dans le poumon, le cerveau et dans les autres tissus. Dans les cas d'empoisonnement, il se fixe aussi en grande quantité dans le gros intestin qui doit être considéré comme une voie d'élimination importante pour le mercure. En somme, le mercure a une répartition très inégale dans l'économie et son action thérapeutique en est vraisemblablement affaiblie.

CHAPITRE III

II — ÉLIMINATION DU MERCURE

La lenteur de l'élimination du mercure semble avoir été exagérée par les auteurs. Le mercure aurait été retrouvé encore après des délais de six, huit, dix et même quinze années. On peut concevoir que des particules du métal fixées dans l'organisme puissent être de temps à autre mises en liberté pendant longtemps. Mais l'élimination régulière qui suit une imprégnation mercurielle de quelque durée se manifeste pendant un temps beaucoup plus court. Après un traitement mercuriel, au bout de trois ou quatre mois, le métal n'est plus constaté dans l'urine : on peut admettre qu'après quatre ou huit mois, l'élimination est complète. Cela peut dépendre de la longueur du traitement suivi, de l'importance des doses, et aussi sans doute de la méthode d'introduction du mercure.

Comme on le voit, la fixation du mercure dans l'organisme est remarquable et nous explique la prolongation de ses effets thérapeutiques comparés à ceux des préparations d'iode.

Toutes les sécrétions contribuent à l'élimination du mercure. Il se trouve dans l'urine, la salive, le lait, la bile, les matières fécales. Mais c'est surtout dans l'urine qu'il importe de savoir le chercher et de pouvoir suivre son élimination, afin d'en tirer au-

tant que possible des déductions utiles à la direction
du traitement mercuriel.

Recherche du mercure dans l'urine (1). — Il existe de
nombreuses méthodes pour la recherche du mercure
dans les liquides de l'organisme et dans l'urine en
particulier. Nous citerons parmi les plus connues
celles de Schneider, Mayer, Ludwig, Furbringer,
Almen et Schillberg, Merget, Byasson, Lehmann,
Witz, Brasse, Winternitz (2).

Schneider, en 1860, montra que le procédé le plus
commode et le plus exact pour déceler de petites
quantités de mercure dans un liquide consiste à
transformer en iodure le mercure déposé à l'état
métallique sur une tige de métal. Depuis cette
époque, on s'est efforcé surtout de trouver des
moyens simples et commodes pour séparer des liquides organiques la plus grande quantité possible
de mercure. Nous décrirons ici la méthode de Witz
qui nous paraît une des plus rapides et dont nous
avons pu maintes fois apprécier les avantages pratiques. Elle comprend trois temps : 1° la destruction
des matières organiques; 2° la filtration du liquide ;
3° la transformation du mercure en biiodure.

1. *Destruction des matières organiques.* — 500 c. c.
d'urine acidulée par l'addition de 10 c. c. d'acide
chlorhydrique pur sont chauffés dans un ballon jusqu'à ébullition avec 15 à 20 c. c. d'une solution saturée de permanganate de potasse. Dès que l'ébulli-

(1) Balzer et Klumpke. De l'élimination du mercure par les
urines pendant et après le traitement mercuriel (*Revue de médecine*, n° 4, 1838).
(2) Winternitz. Qantitative Versuche zur Lehre über die
Aufnahme und Ausscheidung des Quecksilbers (*Arch. für ex-
periment. Path. und Pharm.*, XXV Bd.)

tion est atteinte, le mélange commence à se décolorer
et pour activer la décoloration, on peut y ajouter
encore un peu de permanganate de potasse (10 c. c.
environ) : il faut arriver jusqu'à la décoloration complète du liquide et pour cela faire agir l'ébullition et
les doses nécessaires de permanganate de potasse et
d'acide chlorhydrique.

2. *Filtration du liquide dans un appareil spécial.* —
L'urine décolorée est versée dans un entonnoir auquel on a préalablement attaché, au moyen d'un tube
de caoutchouc, un tube de verre de 0 m. 10 de long
sur un centimètre et demi de diamètre, renfermant
une spirale conique en fil de cuivre rouge, avec
25 tours de spire et 1 centimètre de hauteur. L'extrémité libre du tube est étirée et se termine par un
orifice de 1 millimètre de diamètre. Chaque goutte
d'urine entre donc en contact avec la spirale de
cuivre et le mercure contenu dans l'urine s'amal-
game rapidement. Quelquefois, dès la première filtration, la spirale paraît argentée ; ordinairement, il
faut filtrer deux ou trois fois avant d'observer cette
modification de la spirale.

3. *Transformation du mercure en biiodure.* — La spirale amalgamée est retirée du tube mobile, séchée
avec une compresse et introduite dans un petit tube
fermé à l'une de ses extrémités et présentant 0 m. 04
de longueur et 2,5 millimètres de diamètre. A 1 centimètre de distance de la spirale et du côté ouvert du
tube on introduit un petit cristal d'iode. On chauffe
légèrement le bout du tube renfermant la spirale sur
la flamme d'une lampe à alcool. Il se forme entre le
cristal d'iode et la spirale des anneaux rouges de
biiodure de mercure. Suivant la quantité d'iode introduite dans le tube, les anneaux sont bruns, rouges

ou jaunes. Si l'on chauffe avec beaucoup de précaution les anneaux bruns, l'iode qu'ils renferment se volatilise et il reste des anneaux rouges de biiodure. Les anneaux jaunes sont formés par une combinaison de protoiodure et de biiodure ; ils prennent naissance quand l'iode n'est pas en quantité suffisante pour former du biiodure ; si l'on introduit alors un petit cristal d'iode et si l'on chauffe, les anneaux jaunes se transforment facilement en anneaux rouges. Ces derniers sont les plus caractéristiques. En cas de doute, on peut examiner le dépôt au microscope ; les cristaux de biiodure ont la forme d'octaèdres carrés, souvent superposés par leurs faces, en sorte qu'ils représentent des fibres dentées, analogues au chlorure d'ammonium.

Cette méthode de Witz est d'une grande sensibilité. Michaëlowsky a pu déceler 0,00004 $HgCl^2$ dans 500 et même dans 1000 centimètres cubes de liquide. Le même auteur s'est demandé si la netteté et la largeur des anneaux de biiodure ne pourraient pas

	LARGEUR DE L'ANNEAU	TITRE DE LA SOLUTION DE $HgCl^2$
Traces de Hg...	Anneau linéaire, souvent incomplet	0 mgr. 04 de $HgCl^2$ dans 1000 cc. d'eau.
Hg peu abondant.........	Anneau de moins de 1 mm. de largeur	0 mgr. 04 de $HgCl^2$ dans 500 cc. d'eau.
Hg abondant....	Anneau de 1 mm. de largeur	0 mgr. 06 de $HgCl^2$ dans 500 cc. d'eau.
Hg très abondant.........	Anneau de 3 mm. de largeur	0 mgr. 24 de $HgCl^2$ dans 500 cc. d'eau.
Hg extrèmement abondant.....	Anneau de 3, 5 et 4 mm. de largeur	0 mgr. 5 de $Hg Cl^2$ dans 500 cc. d'eau.

servir à établir une échelle toute approximative, mais suffisante pour les besoins de la clinique et

pouvant fournir des données utiles sur le mode d'é-
limination du mercure. Par des expériences répétées
avec des solutions titrées de sublimé, Michaëlowsky
et Souchow sont arrivés à établir l'échelle ci-
dessus.

Marche de l'élimination du mercure. — Quel que soit
le mode d'emploi, le mercure généralement apparaît
dans l'urine dans les 24 heures qui suivent son introduction dans l'organisme : Welander dit qu'après
l'administration de 60 centigrammes de calomel, il
découvrit le mercure au bout de quatre heures et put
le retrouver ensuite pendant 18 jours. Dans des recherches faites dans notre service de Lourcine,
M. Beausse a constaté avec la méthode de Witz que
chez les malades soumis aux injections de calomel,
d'oxyde jaune, d'huile grise, le mercure est éliminé
avec une grande rapidité. Il a pu en trouver des
traces, 4, 3 et même 2 heures après la première
injection d'huile grise, chez des malades qui n'avaient
subi jusque-là aucun traitement mercuriel. Après 3
ou 4 jours, la quantité éliminée atteint un maximum
qu'elle dépasse peu. Après les frictions, M. Beausse
a vu le mercure apparaître au bout de 24 ou 36 heures.
Enfin, avec les pilules de sublimé, le mercure apparaît encore un peu plus tard; son élimination est
moins régulière ; mais il a pu constater chez quelques
malades que le mercure était éliminé en abondance
par l'urine.

Quelques observateurs ont suivi la courbe de
l'élimination de mercure pendant le traitement mercuriel et ont établi des graphiques qui permettent
de suivre les phases de cette élimination. De l'ensemble de ces recherches que nous ne pouvons que
rappeler ici, il résulte que pendant le traitement la

richesse des urines en mercure suit une progression ascendante plus ou moins rapide suivant les méthodes employées. Au bout de 15 à 25 jours d'un traitement régulier, la courbe de l'élimination atteint un certain niveau qu'elle a peu de tendance à dépasser et auquel elle se maintient même pendant un certain temps après la cessation du traitement. D'après les tracés de Michaëlowsky, la courbe atteint son summum en moyenne vers le vingtième ou vingt-cinquième jour. D'après Souchow et Brasse, elle y arrive entre le quinzième et le vingtième avec des injections sous-cutanées de mercure soluble, à la dose moyenne de un centigramme par jour. D'après Souchow, l'ascension est moins régulière avec les injections de prépara-rations insolubles telles que le calomel ; elle se fait en quelque sorte par bonds, à l'occasion de chaque injection. Mais, comme l'a démontré Welander, l'éli-mination dure beaucoup plus longtemps, ce qui peut tenir à l'absorption graduelle des fractions de mer-cure réduit qui séjournent à l'état de réserve dans les foyers d'injection. Michaëlowsky a observé que la disparition des manifestations de la syphilis est en raison directe de l'activité de l'élimination du mer-cure ; plus les urines sont riches en mercure, plus le traitement montre son action. De même, la gingi-vite ou les manifestations de l'intoxication mercurielle surviennent plus rapidement par l'emploi des prépa-rations avec lesquelles il y a beaucoup de mercure éliminé.

Quelque soit le mode d'administration du mercure, lorsque l'élimination atteint la moyenne maximum, la courbe forme un plateau horizontal qui oscille très peu si les doses de mercure sont augmentées et qui se maintient à la même hauteur pendant un certain nombre de jours, même après la cessation du traitement. La constatation de ce fait démontre une fois de plus la réalité de l'accumulation du mercure dans l'organisme et elle justifie la règle établie par l'empirisme de faire des cures mercurielles interrompues de manière à éviter une saturation dangereuse. Tout au moins à partir de ce moment, il faut surveiller rigoureusement le malade si l'on a un intérêt majeur à continuer la médication.

Après le traitement, la courbe d'élimination du mercure est régulièrement descendante pour les urines et Schuster a constaté la même courbe pour l'élimination consécutive par les matières fécales. D'après Michaëlowsky, le sommet de la courbe coïncide avec la dernière friction, puis la courbe descend d'une manière graduelle et continue. Après les injection sous-cutanées, comme nous l'avons dit, la courbe se maintient pendant quelque temps à la même hauteur que le jour de la dernière injection, puis elle s'abaisse lentement sans interruption ni oscillation. Par sa longueur la ligne de descente montre que la vitesse de l'élimination est beaucoup moins grande que celle de l'absorption.

MM. Brasse et Wirth nous paraissent avoir confirmé les données que nous venons d'exposer à l'aide d'une méthode par laquelle ils ont pu obtenir le dosage du mercure contenu dans l'urine. Leurs recherches ont été faites sur des malades traitées par M. Martineau par les injections de peptone mercurique ammonique, à la dose de 7 milligr. 5 de mercure par jour. « La somme de mercure éliminé par le rein et les glandes salivaires est presque nulle après une première injection; mais va croissant de jour en jour pour atteindre un maximum voisin de

6 milligrammes vers la vingtième injection. » Les
dosages ont montré que la moyenne maximum est
atteinte lorsque l'urine des vingt-quatre heures
contient environ 4 milligrammes de mercure.

Winternitz, dont le procédé par pesées parait aussi
d'une grande exactitude, a obtenu des chiffres un
peu inférieurs à ceux de Brasse, trois milligrammes au
lieu de quatre. Pour lui le procédé qui donne l'élimination la plus active en dehors de toute intoxication
est celui des injections; l'ingestion vient ensuite et
les frictions n'arrivent qu'en troisième ligne. Avec
elles l'élimination est non seulement plus faible, mais
aussi beaucoup moins régulière.

Pour posséder toutes les données relatives à l'élimination du mercure pendant le traitement mercuriel,
il faudrait savoir aussi ce que fournit l'élimination
par les autres excrétions et notamment par les matières fécales. En effet, les recherches faites à ce
sujet ont fourni des résultats dont on doit se souvenir pour le traitement de l'intoxication mercurielle
par les laxatifs répétés; mais il est incontestable
d'autre part que l'examen de l'élimination urinaire
fournit à la clinique des renseignements suffisants
pour qu'on puisse bien juger ce que devient le mercure après son absorption.

Peut-on activer l'élimination du mercure? Il a été
longtemps admis depuis Natalis Guillot et Melsens
que l'iodure de potassium favorise l'élimination du
mercure soit en amenant la formation d'un iodure
double (Melsens), soit en activant la dénutrition et en
mettant ainsi en liberté du mercure immobilisé
dans les organes (Gubler). Cette opinion, combattue
autrefois par Paschkis et Vajda, a été encore ébranlée
par les analyses de Michaëlowsky et de Souchow qui

pendant l'administration de l'iodure de potassium n'ont pas observé d'augmentation dans l'élimination du mercure par les urines. On a contesté également à ce point de vue l'action des eaux sulfureuses (Oberlander).

La courbe d'élimination par l'urine peut toutefois être influencée par certains agents. Stepanow a montré par l'analyse des urines à l'aide de la méthode de Witz que les bains d'air chaud accélèrent d'une manière surprenante l'élimination du mercure. Cette donnée a été utilisée pour le traitement de la stomatite et de l'intoxication aiguë par le mercure. La salivation diminue très notablement après un ou deux bains d'air chaud suivis de transpiration et l'emploi régulier des bains finit par l'arrêter tout à fait.

Nous avons cru devoir donner un aperçu de ces recherches contemporaines sur l'élimination du mercure car elles nous semblent fournir des données que le médecin peut utiliser pour régler l'absorption du mercure. En résumé, l'absorption est rapide et la courbe d'élimination arrive en peu de jours à son maximum d'élévation, surtout lorsque le malade est traité par les injections. Ce maximum est atteint en moyenne vers le vingtième ou vingt-cinquième jour, fait dont dont il faut d'autant plus tenir compte pour la durée des cures mercurielles que ce maximum se maintient pendant quelques jours, et que la ligne de descente est beaucoup plus longue que la ligne d'ascension. En exposant chaque forme de traitement mercuriel, nous aurons encore l'occasion de revenir sur ces faits. Nous ferons dès à présent remarquer qu'ils apportent un réel appui aux données fournies par l'empirisme et qui ont servi à régler jusqu'ici l'administration du mercure. La méthode des traitements intermittents et successifs formulée par M. Fournier se trouve justifiée non seulement par la clinique, mais par l'étude de l'élimination physiologique du mercure.

Certes il est impossible de songer à apporter dans la mercurialisation des règles précises et basées sur l'examen de la balance qui s'établit entre l'apport et l'élimination du mercure. Les inconnues sont d'ailleurs trop nombreuses; nous ne savons pas, en effet, ce qui est régulièrement absorbé, ni les quantités de mercure fixées dans les tissus, ni même les doses totales qui sont éliminées par les diverses voies. Néanmoins ces données approximatives obtenues sont déjà précieuses et le clinicien doit en tenir compte en réglant son traitement. Rien ne le démontre mieux que les cas de mort publiés dans ces dernières années et qui ont été parfois injustement attribués à la méthode d'introduction du mercure par la voie sous-cutanée, tandis qu'ils étaient causés réellement par une application défectueuse de cette méthode et par l'oubli de l'évolution physiologique du mercure dans l'économie. Les faits suivants ne doivent jamais être oubliés : 1° L'absorption du mercure est rapide, comme le prouve sa prompte apparition dans l'urine. 2° L'élimination du mercure par les diverses voies est lente et limitée. 3° Par conséquent, une grande partie du mercure absorbé s'accumule dans l'organisme. Les quantités de mercure ainsi tolérées sont variables suivant chaque individu; si de nouveaux apports dépassent cette tolérance ou même si elle se trouve rompue par des causes diverses, l'intoxication commencera à se manifester.

CHAPITRE IV

Effets du mercure dans le traitement de la syphilis.

La menace toujours suspendue de l'intoxication mercurielle a depuis longtemps préoccupé les cliniciens qui ont cherché sur quelles bases il fallait régler l'administration du mercure. Comment se rendre compte de l'action du mercure? A quel moment faut-il cesser de le donner? Pour répondre à ces questions il faut observer à la fois chez le malade les effets thérapeutiques du mercure, ses effets toxiques et ses effets physiologiques.

1° *Effets thérapeutiques.* — Ils nous fournissent une excellente base d'appréciation pour juger des effets du mercure sur les accidents que nous pouvons observer cliniquement, par exemple, les syphilides. Ils sont déjà moins nettement saisis pour les manifestations viscérales. Mais après la disparition des accidents, nous ne pouvons plus les reconnaître pour le traitement de l'infection générale qui persiste et qui a besoin d'être traitée, ainsi que le démontrent les transmissions héréditaires.

2° *Effets toxiques.* — Certes il est impossible de continuer la médication mercurielle, lorsqu'on voit apparaître des accidents d'intoxication, tels que la stomatite, l'entéro-colite, l'anémie, etc. Mais il ne faut pas oublier que bien souvent ces accidents sont

moins causés par une intoxication réelle que par
une intolérance plus ou moins passagère et due au
mauvais état de la bouche, des voies digestives, de
la nutrition générale, etc... Quelques soins hygiéniques, une simple modification dans la manière de
proscrire le mercure peuvent le rendre parfaitement
tolérable. On peut dire que bien souvent ces accidents ne nous donnent que la mesure de la tolérance
pour le mercure, et non la mesure de la mercurialisation réelle de l'organisme.

· 3° *Effets physiologiques*. — Parmi ces effets, modifications du sang, sialorrhée (sans stomatite), polyurie, etc., aucun n'est assez fidèle et d'une observation assez facile pour nous permettre d'apprécier
le degré de saturation de l'organisme. La recherche
du mercure dans les excrétions et principalement
dans les urines, et le dosage, s'il est possible, nous
permettent seuls d'exercer un contrôle un peu précis
sur la mercurialisation : ce contrôle deviendra de
plus en plus efficace à mesure que se perfectionneront
les méthodes de recherche du mercure.

En somme, dans la pratique de la mercurialisation
antisyphilitique, le médecin doit tenir compte de tous
ces effets. Chez un sujet dont les fonctions physiologiques sont normales, il se règle surtout pour instituer la médication sur la connaissance de l'évolution
générale de la syphilis : c'est elle qui doit guider le
traitement. Elle nous impose deux modes de mercurialisation distincts : 1° les cures instituées contre
des manifestations de la syphilis; dans ce cas, il y a
quelquefois nécessité de forcer les doses et de prolonger le traitement mercuriel, au risque même
d'arriver jusqu'à l'intolérance; 2° les cures instituées
pour le traitement de l'infection, sans accidents ma-

nifestes ; il est alors indiqué de prescrire des traitements interrompus et de conduire la mercurialisation en tenant compte non seulement des données
cliniques qui sont les plus importantes, mais aussi
de toutes les données physiologiques et notamment
de celles qui ont été fournies par les recherches du
mercure dans l'urine. Dans le traitement. de cette
infection latente, il faut éviter tous les accidents que
peut occasionner la mercurialisation.

Action antisyphilitique du mercure. — Les préparations mercurielles tiennent encore aujourd'hui le premier rang parmi les agents antiseptiques, et les applications thérapeutiques du mercure se sont multipliées
dans un grand nombre de maladies. C'est vraisemblablement à titre d'antiseptique qu'il agit aussi contre la
syphilis, en rendant le terrain impropre au développement de l'agent pathogène et même en agissant directement sur lui. A l'exclusion des autres agents d'antisepsie, il exerce donc, ainsi que l'iode, une action
spécifique sur la syphilis. Il combat plus ou moins
directement l'empoisonnement syphilitique et il est
plus rationnel d'expliquer ainsi son rôle que de
l'attribuer à son action physiologique sur les diverses fonctions et sur la nutrition.

Nous n'avons pas à insister sur cette opinion, car il
est évident que l'action éliminatrice que le mercure
exerce sur le poison en activant les sécrétions est insuffisante à nous faire comprendre le vrai rôle du
mercure. Nous n'avons rien à dire de cette action sur
la sécrétion sudorale, et de même, à ce point de vue,
nous n'avons rien à dire de l'hypersécrétion salivaire
d'ailleurs inconstante. L'hypersécrétion intestinale si
fréquemment causée par le mercure est un véritable
accident consécutif à l'irritation du tube digestif et

qu'il faut supprimer ou modérer autant que possible.
La polyurie déterminée par le mercure, notamment
par l'administration du calomel, a été utilisée dans
ces dernières années dans le traitement des hydropi-
sies et des affections du cœur. Cette polyurie n'appartient pas seulement au calomel, mais à toutes les
préparations mercurielles, quel que soit leur mode
d'introduction; elle est déterminée, par exemple,
aussi bien par les injections de sublimé que par les
injections mercurielles massives. Mais cette polyurie est très variable dans son intensité et son action éliminatrice du poison ne peut entrer en ligne
de compte que d'une manière secondaire. Nous
ajouterons que si le médecin doit tenir compte de
cette action du mercure sur les sécrétions, c'est plutôt dans les affections 'u cœur ou du foie que dans
la syphilis, où le t   ent mercuriel n'est habituellement pas presc u de manière à pouvoir obtenir
régulièrement ces effets diurétiques.

Les modifications du sang présentent un grand intérêt. Chez les syphilitiques le mercure donné à
doses médicamenteuses paraît bien souvent agir
comme un énergique reconstituant; Willebou-
chewitch, Keyes, Galliard, Schlesinger, Martineau, et
plus récemment Birganski, Conte, Lévy, Konried et
Ritter ont montré que le nombre des globules rouges
augmente pendant le traitement mercuriel.

L'hémoglobine s'accroît également. Suivant Sem-
mola, Galliot et Conte (1), l'examen hémoscopique
et hémométrique peut servir de guide pour l'emploi
du mercure. Si l'hémoglobine augmente, l'indica-

(1) COSTE. *Influence des injections interstitielles d'oxyde
jaune de mercure sur le sang et sa richesse en hémoglobine
dans la syphilis* (Th. de Bordeaux, 1890).

tion de Hg persiste; si elle diminue, c'est que le mercure agit comme toxique. En somme le mercure a une heureuse influence sur le sang, soit qu'il agisse directement sur lui, soit plutôt parce qu'il relève l'économie en neutralisant l'infection syphilitique. Lorsqu'il se produit de l'intoxication mercurielle, il y a au contraire de l'hypoglobulie, avec diminution de l'hémoglobine, de la fibrine et de la consistance du caillot. On a voulu expliquer l'action du mercure sur la syphilis par cette action altérante du métal portant à la fois sur le sang et sur le virus. Quoi qu'il en soit, il est douteux que le mercure agisse sur la syphilis en provoquant des modifications dans la constitution de l'humeur sanguine, c'est sa présence dans l'économie qui combat et atténue l'infection. Bien souvent ses effets thérapeutiques sont en raison inverse de l'intensité de ses effets physiologiques : s'il arrive jusqu'à produire l'anémie mercurielle, les effets thérapeutiques peuvent être à peu près nuls et se manifesteront au contraire de nouveau si l'on combat cette anémie par des moyens appropriés, toniques, hydrothérapie, séjour à la campagne.

En résumé, aujourd'hui encore, les termes appliqués par les anciens sont encore ceux qui conviennent le mieux pour expliquer l'action du mercure dans la syphilis : cette action avant tout est antivirulente (Astruc) ; le mercure est l'agent antiseptique de choix vis-à-vis de cette infection, c'est un agent spécifique, suivant l'expression consacrée. Son action préventive est de moindre importance ; un organisme mercurialisé n'est point pour cela impropre au développement de l'agent de la syphilis (Mauriac). Pourtant quelques auteurs, et notamment Kussmaul, ont affirmé l'immunité des étameurs de glaces (Merget).

CHAPITRE V

Inconvénients du traitement mercuriel; moyens d'y remédier et précautions préventives.

Comme tous les agents très énergiques le mercure peut facilement dépasser le but thérapeutique et provoquer des accidents d'intoxication. Il est à remarquer pourtant que ces accidents s'observent fréquemment chez des sujets intolérants pour des motifs que l'on peut reconnaître. On peut ainsi s'opposer dans une large mesure aux effets fâcheux du mercure. Ces inconvénients sont assez nombreux, mais nous ne nous occuperons que de ceux qui relèvent directement de la mercurialisation dans le traitement de la syphilis.

Stomatite mercurielle. — Parmi ces accidents, les plus importants ont pour siège le tube digestif et avant tout la bouche. La stomatite mercurielle a deux grandes causes : 1° le mercure ; 2° le parasitisme buccal. Quelques auteurs, notamment M. Galippe, font jouer le principal rôle à ces derniers. Leur rôle est capital à la période d'état de la stomatite. Mais nous croyons que la lésion initiale vient du mercure. Il est par lui-même un agent d'inflammation et il peut agir aussi en créant un état dyscrasique qui affaiblisse la muqueuse buccale. En modifiant la muqueuse buccale il prépare le terrain à l'action nocive des parasites dont la multiplication prend des proportions considérables. Le mercure semble impuissant à produire l'irritation initiale dans certaines conditions, chez les enfants et chez les sujets édentés. Il faut, pour que la stomatite se produise, que le sujet ait des dents et elle se développera plus facilement encore si ces dents ou les gencives sont en mauvais état. Cette double condition anatomique et pathologique favorise puissamment le développement des lésions d'origine toxique; elles s'accroissent rapidement chez les personnes dont la bouche est, avant le traitement, le siège de la stomato-gingivite commune d'origine dentaire. De là des indications prophylactiques et thérapeutiques de la plus grande importance.

Au début d'un traitement mercuriel, le médecin doit faire l'inspection de la bouche et réclamer, si cela est nécessaire, l'intervention du dentiste pour mettre les dents en bon état, faire exécuter les plombages, aurifications, ablations du tartre, extractions de chicots, etc... Il recommande une hygiène buccale rigoureuse, rinçage et brossage des dents matin et soir avec le savon, avec des poudres ou des pâtes dentifrices, badigeonnage des gencives avec un mélange en parties égales de teinture de ratanhia et de noix de galle, nettoyage complet de la bouche après chaque repas ; emploi fréquent de lavages antiseptiques à l'eau boriquée à 4 0/0 ou phéniquée à 1 0/0, traitement de toutes les excoriations buccales ou linguales. Le tabac est évidemment nuisible; toutefois, il peut être toléré dans une mesure convenable en ce qui concerne la médication mercurielle. En général, il nous a semblé nuisible en empêchant la guérison des lésions syphilitiques de la bouche ou en provoquant leur apparition, plutôt qu'en amenant le développement de la stomatite mercurielle (1).

Si la stomatite est déclarée, il se peut qu'elle soit légère, partielle, et dans ce cas la suppression du traitement mercuriel jointe à la continuation des soins hygiéniques suffit pour l'arrêter. Aussi faut-il toujours avoir soin de prévenir le malade de la possibilité de cet accident de façon qu'il suspende lui-même le traitement en cas de stomatite d'alarme (Fournier).

Si la stomatite est intense, elle exige un ensemble

(1) Formules de poudre dentifrice :

Chlorate de potasse en poudre..... ..... 20 gr.
Salol................................... 1

ou

Poudre de savon........................ 20 gr.
Chlorate de potasse.................... 20
Salol 2

ou

Acide borique pulvérisé................ 10 gr.
Poudre de ratanhia..................... 5
Poudre de quinquina.................... 10

On peut obtenir aussi d'excellents dentifrices en ajoutant à l'eau de Botot ou à divers alcoolats antiseptiques, soit de l'acide phénique 1/100, soit de l'acide thymique 0,25/100, soit du salol, ou de l'acide salicylique, etc... M. Galippe a recommandé le mélange suivant en lavages :

Acide benzoïque....................... 3 gr.
Acide thymique........................ 0,10 cent.
Teinture d'eucalyptus................. 10 gr.
Eau................................... 1000 gr.

On peut prescrire aussi très utilement l'élixir antiseptique du Codex.

Acide phénique cristallisé............ 5 gr.
Teinture d'iode....................... 10
Essence de citron..................... 3
Essence de menthe... 5
Alcool à 60°.......................... 1000

de prescriptions que nous résumerons de la manière suivante :

1° Cessation du traitement mercuriel ; bains sulfureux, principalement si le malade a été soumis aux frictions. Bains de vapeur.

2° Soins locaux : nettoyage des dents à l'aide d'une brosse molle ou à l'aide de tampons de coton hydrophile roulés à l'extrémité d'une tige de verre ; emploi fréquent du cure-dent.

3° En cas d'ulcérations dentaires de la joue ou de la langue, isolement à l'aide de tamponnets de coton hydrophile imbibés d'eau boriquée ou naphtolée, ou de liquides astringents, solutions de tannin, solutions faibles d'acide salicylique ou d'acide thymique. Ces tampons sont fréquemment renouvelés. Entre la joue et les dents on peut aussi placer une mince lame de gutta-percha (Le Pileur).

4° Attouchements des surfaces ulcérées avec une solution d'acide chromique à 1/20 ou bien avec la teinture d'iode, ou bien avec une solution de nitrate d'argent à 1/20 qui convient pour les ulcérations profondes. M. Tenneson recommande les badigeonnages faits avec une solution d'acide lactique à 1/3, trois fois par jour.

5° Badigeonnages des gencives avec des solutions astringentes (teinture d'iode mélangée à la teinture de noix de galle, et à la teinture de myrrhe, en parties égales). On doit badigeonner de même les surfaces de la bouche où se sont faits des dépôts grisâtres constitués par d'énormes accumulations de parasites buccaux. Les solutions alcooliques, notamment l'eau de mélisse étendue d'eau, rendent des services pour ces badigeonnages.

6° Gargarismes fréquents ; grandes injections d'eau

boriquée ou naphtolée répétées plusieurs fois dans la journée; pulvérisations d'eau boriquée. ou phéniquée, etc.

7° Laxatifs répétés tous les jours ou tous les deux jours, un verre d'eau purgative le matin ou bien une cuillerée d'huile de ricin. On peut aussi employer utilement le miel soufré à la fois purgatif et neutralisant le mercure contenu dans les voies digestives.

8° Alimenter et tonifier le malade. On peut faire utilement quelques badigeonnages cocaïnés pour faciliter la déglutition. Prescrire les aliments liquides, les purées de viande ou de légumes, etc., le lait à la fois utile comme aliment et comme diurétique.

9° Les sudations, les bains de vapeur, amènent une sédation dans les symptômes de la stomatite, d'après l'observation des médecins russes. Mayençon recommande les injections sous-cutanées de pilocarpine qui activent l'élimination du mercure par l'urine, la salive et la sueur.

10° Combattre l'abandon, l'apathie dans laquelle tombent les malades atteints de stomatites intenses; les obliger à se lever, à s'occuper des soins locaux de la bouche, à prendre l'air, etc. Dans les cas graves, la surveillance doit être pour ainsi dire continuelle, car les malades affaissés dans une sorte de torpeur intellectuelle et physique cessent de se soigner.

Intolérance gastrique et intestinale. — Les symptômes d'intolérance gastrique s'observent surtout avec le sublimé ou le sirop de Gibert, beaucoup moins avec les préparations insolubles telles que le protoiodure et le tannate. Pour les éviter, recommander au malade d'absorber toujours le médicament au moment des repas. En cas d'intolérance trop accusée, renoncer à la médication par ingestion pour adopter les injections.

L'intolérance intestinale se manifeste sous deux formes :

1° Effets purgatifs que l'on peut combattre en ajoutant aux pilules de l'opium ou bien des extraits astringents, ratanhia, gentiane, etc. Ces effets sont parfois tellement tenaces qu'il faut renoncer à la médication par ingestion, car ils s'observent avec toutes les préparations mercurielles.

3° Entéro-colite. Il s'agit ici d'un véritable phénomène d'intoxication devant lequel il faut toujours suspendre au plus tôt la médication. Tantôt les selles sont simplement diarrhéiques, mais quelquefois elles sont dysentériformes, sanglantes, avec évacuation de lambeaux de muqueuse; les accidents peuvent être assez graves pour entraîner la mort. Ils peuvent survenir avec n'importe quel mode de mercurialisation, ingestion, frictions ou injections, lorsque la tolérance se trouve rompue. Il faut essayer, dans ces cas, de neutraliser le poison dans l'intestin au moyen du miel soufré et surtout prescrire les moyens d'antisepsie intestinale.

Intolérance rénale. — Il est certain que le mercure peut agir défavorablement sur le rein. L'urine contient de l'albumine dans les empoisonnements aigus, par le sublimé par exemple. Mais il est non moins certain que le rein sain supporte parfaitement le mercure donné aux doses thérapeutiques. Même quand la cure est très énergique, ce n'est généralement pas par le rein que se décèlent les phénomènes d'intoxication. Welander(1) a montré que le traitement mer-

(1) WELANDER. Ueberalbuminurie und cylindrurie durch syphilis und quecksilber. *Nord. med. Arkiv.* Bd XXIII, n° 29.

curiel énergique donne lieu souvent à la cylindrurie, quelquefois à l'albuminurie, mais ces phénomènes
cessent en même temps que le traitement mercuriel
qui les a causés, et ne laissent aucune prédisposition
à une rechute de néphrite pour l'avenir.

Il en est tout autrement si les reins sont malades.
J'ai vu à l'hôpital Saint-Louis un homme présenter une
stomatite des plus graves après avoir pris quatre ou
cinq pilules de protoiodure d'hydrargyre de 5 centigr.,
les urines par négligence n'avaient pas été examinées
et elles contenaient une énorme quantité d'albumine.
Les faits de ce genre sont inévitables en pareille circonstance, car la principale voie d'élimination se
trouve fermée et l'accumulation du mercure devient
rapidement dangereuse chez des individus déjà mal
disposés à le supporter. Conclusion : Avant tout
traitement mercuriel, il est *indispensable* de faire un
bon examen des urines, et d'y rechercher notamment
l'existence de l'albumine et aussi le sucre, si l'on est en
présence d'un sujet déjà âgé, pouvant avoir le diabète :
bien des mécomptes redoutables sont ainsi évités.

Nous pourrions en dire autant pour l'état du foie et
du gros intestin, qui doit être aussi contrôlé chez les
sujets qui tolèrent mal le mercure. On diagnostique
parfois des idiosyncrasies là où l'intolérance est parfaitement motivée par des affections de ces organes.

Intolérance du système nerveux. — Ce mode d'intolérance n'a pas encore été beaucoup étudié en ce qui
concerne la médication mercurielle dans le traitement de la syphilis. Les accidents nerveux dus au
mercure ne ressemblent pas, en effet, à ceux qui
sont dus aux intoxications aiguës ou chroniques :
pas d'encéphalopathie avec attaque apoplectiforme,
convulsions, contracture, etc., comme on l'observe

aux mines d'Almaden ; pas de tremblement mercuriel comparable à celui des intoxications professionnelles. Ce qu'on observe ordinairement, c'est un état de neurasthénie dans lequel il est difficile parfois de faire la part du mercure et de la syphilis. Cet état peut nécessiter la cessation du traitement mercuriel si l'on remarque qu'il se produit à chaque reprise de la médication. On l'observera le plus habituellement chez des individus qui présentent en même temps des troubles de la nutrition. Il s'améliore rapidement quand le malade est envoyé à la campagne ou au bord de la mer.

La polynévrite d'origine mercurielle est mal connue ; Leyden (1) croit avoir observé un cas de polynévrite périphérique simulant une ataxie aiguë et qui avait suivi une cure mercurielle d'un mois par les frictions.

Intolérance de la nutrition. — Comme on l'a vu, le traitement mercuriel produit quelquefois l'anémie ; il est plus rare, aujourd'hui du moins, que cette anémie aille jusqu'à produire l'état cachectique. Je n'ai observé une véritable cachexie attribuable au mercure que chez une seule malade observée à l'hôpital de Lourcine. Chez cette malade atteinte de syphilide miliaire rebelle, le traitement mercuriel commencé par les injections de calomel amena bientôt un état d'anémie qui obligea à cesser d'abord les injections, puis l'administration des pilules. L'anémie diminua

---

(1) LEYDEN. Ueber Polyneuritis mercur (*Deutsche med. Woch.*, n° 31, 1893). Il faut citer aussi les faits de polynévrite observés par Kétli et par Engel (*Prager medic. Woch.* (8 et 15 février 1894). Dans ces cas la polynévrite guérit, sauf dans le cas de Kétli où le malade succomba à une paralysie ascendante aiguë.

aussitôt, mais s'accentua de nouveau chaque fois que l'on voulut reprendre le traitement mercuriel. Au bout de quelque temps cette anémie s'accompagna d'une réelle dépression des forces et en même temps de sueurs très abondantes et d'une fétidité insupportable. L'échec du traitement prescrit pour relever les forces fut complet. Nous réussimes alors à faire entrer cette malade au Vésinet avec le diagnostic d'anémie. A peine arrivée à la campagne, son état s'améliora; malheureusement sa voisine de salle fit remarquer l'éruption qu'elle portait encore. Elle fut aussitôt réintégrée à l'hôpital de Lourcine, après un séjour de huit jours à peine à la campagne. Ce court espace de temps avait suffi pour faire cesser les sueurs fétides et améliorer les forces à un tel point qu'à son retour elle put prendre les fonctions d'infirmière qu'elle a gardées pendant longtemps (1). Je cite cet exemple pour montrer l'heureuse influence que peut avoir sur ces anémies un simple changement de séjour. Tel malade dont la nutrition souffre du traitement mercuriel le supporte très facilement et en bénéficie lorsqu'on le fait profiter en même temps des ressources de la médication tonique et de l'hygiène. Le séjour à la campagne, le bord de la mer, les eaux minérales rendent à ce point de vue de signalés services.

Lorsque l'anémie est produite par la syphilis, le traitement mercuriel améliore le plus souvent d'une manière prompte l'état du malade. Mais les causes

---

(1) L'asile du Vésinet et l'asile de Vincennes ne reçoivent pas les vénériens. Le fait cité montre que cette exclusion d'ailleurs injustifiable ne devrait pas être maintenue : l'hospitalisation à la campagne rendrait les plus grands services à certains syphilitiques.

d'anémie indépendante de la syphilis (1), réclament une attention particulière de la part du médecin ; lorsqu'il a un traitement mercuriel à instituer chez ces malades, il doit préférer le traitement par ingestion ou les injections solubles.

Diverses maladies générales, notamment la septicémie (Kauffmann), le cancer (Lang), la malaria, contre-indiquent aussi l'emploi des médications mercurielles très actives. Dans un cas d'hémophilie, Lang a observé la production d'ecchymoses cutanées et buccales et finalement d'une hémorragie mortelle par les voies urinaires. Les tuberculeux supportent d'une manière très inégale le traitement mercuriel qui chez eux ne doit jamais être intensif.

Intolérance cutanée. — Toutes les applications externes du mercure (frictions, fumigations, bains, etc.) peuvent causer des éruptions en irritant directement la peau. La friction avec l'onguent napolitain est la cause la plus fréquente de ces *hydrargyries*, mais la pommade au calomel, le bain de sublimé, peuvent aussi les déterminer. Le mercure cause des éruptions érythémateuses, eczématiformes, parfois des dermites étendues, très intenses et même dangereuses (hydrargyrie maligne). Le développement de ces accidents, parfois très brusque, oblige non seulement à suspendre la médication, mais à faire disparaître immédiatement et avec le plus grand soin toutes les traces du mercure resté à la surface de la peau (2).

(1) Il faut distinguer avec soin l'anémie qui peut être produite par le mercure et celle qui dépend de la syphilis et ne pas oublier qu'on a publié des cas d'anémie pernicieuse consécutive à la syphilis (Klein) ; les malades ont parfois même succombé à cette anémie que le mercure seul, énergiquement administré, peut combattre.

(2) M. Mauriac a récemment publié une observation cu-

Morel-Lavallée a appelé l'attention sur les éruptions causées par le mercure administré par la médication interne ou sous-cutanée. Ces éruptions qui s'observent habituellement chez des sujets idiosyncrasiques, sont essentiellement polymorphes, érythémateuses, scarlatiniformes, suivies de desquamation, simulant parfois la dermatite exfoliatrice. Leur récidive à chaque reprise du traitement mercuriel le contre-indique parfois d'une manière absolue (Fournier). Ces cas sont très rares.

Aucun de ces accidents d'intolérance du mercure dans le traitement de la syphilis ne peut empêcher le médecin de recourir à cet agent. Tous ces accidents peuvent être évités le plus souvent et combattus, s'ils se présentent, avec succès. Toutefois, ils nous imposent, comme on le voit, la nécessité d'examiner avec soin chez nos malades l'état des principales fonctions. En résumé, avant tout traitement mercuriel, le médecin doit prendre les précautions suivantes :

1° Procéder à l'examen de la bouche et prescrire les précautions indiquées plus haut;

2° Vérifier l'état des fonctions digestives, de la peau, de manière à savoir quel mode de mercurialisation et quelle préparation mercurielle il doit adopter;

3° Faire l'examen de l'urine;

4° Examiner avec soin l'état de la nutrition, l'état des forces, tenir compte à ce point de vue de l'âge, du sexe, de l'état de grossesse, des autres maladies ou prédispositions morbides qui peuvent accompagner la syphilis, etc.

rieuse d'hydrargyrie cutanée nerveuse au cours d'une syphilide papuleuse généralisée, laquelle disparut très rapidement à la suite de l'éruption mercurielle (*Gaz. des Hôp.* 1892, n° 91).

CHAPITRE VI

Modes d'administration du mercure.

MERCURIALISATION PAR VOIE EXTERNE

Dans cette méthode qui comprend quatre procédés, le mercure n'est employé qu'en applications externes. Les procédés sont les suivants : 1° les bains mercuriels; 2° les fumigations; 3° les frictions; 4° les emplâtres et applications externes diverses.

1° Bains mercuriels.

La formule habituelle des bains mercuriels est la suivante :

Bichlorure Hg...................... $\left.\begin{array}{c}\tilde{a}\tilde{a}\end{array}\right\}$ $\tilde{a}\tilde{a}$ 10 à 20 gr.
Chlorhydrate d'ammoniaque..........
Alcool............................. Q.S. pour diss.

pour un bain de 200 litres d'eau. Pour les enfants, la dose de bichlorure est de 2 à 4 grammes.

Comme méthode de mercurialisation générale, le bain de sublimé est insuffisant. Il rend peu de services aux adultes. Pour les enfants son action est plus nettement accusée et il peut rendre parfois des services, mais son action est encore trop souvent infidèle. Cette insuffisance vient de ce que l'absorption par la peau intacte est insignifiante ou même nulle. S'il y a du mercure absorbé dans ces circonstances pendant ou après le bain, ce ne peut être que par suite de la réduction du sel mercuriel qui se dépose sur la peau et par l'inhalation de vapeurs mercurielles.

Le bain mercuriel est surtout utile par son action topique dans les cas de syphilides cutanées et surtout de syphilides des muqueuses de l'anus et des organes génitaux.

Certains malades ne peuvent supporter le bain de sublimé dont l'action locale est parfois irritante. Si l'on veut faire intervenir ce moyen, il faut alors réduire les doses à la moitié ou au tiers de la moyenne ordinaire. Du reste, comme moyen topique, le grand bain de sublimé n'a pas la valeur des applications locales de solutions de sublimé que l'on peut faire au moyen de compresses, par exemple, dans les cas de syphilides suintantes vulvaires, anales, interdigitales, etc. Ces applications de compresses doivent être faites avec des solutions de 1/1000 à 1/3000 suivant la susceptibilité de la peau. Ce sont de véritables bains locaux continus et d'un effet adjuvant parfois très utile.

Bains mercuriels électriques. — Dans une baignoire construite d'une façon spéciale, M. Gaertner fait préparer un bain contenant 4 grammes de sublimé. Le malade se place dans l'eau et dans ces conditions, avec un courant de 120 à 140 milliampères durant un quart d'heure on fait pénétrer dans l'organisme du sujet une quantité appréciable de mercure : dans les urines on a pu déceler le mercure d'une façon manifeste, les sujets en observation en ont éliminé par cette voie plusieurs milligrammes en 24 heures. Ce procédé, utilisable en thérapeutique, aurait les mêmes avantages que les frictions et les injections sous-cutanées. Le courant passant dans la solution métallique

10.

décompose le sublimé, le métal se trouve entraîné
dans le sens du courant et se rend au pôle négatif. Or,
d'après la disposition spéciale de la baignoire, le
courant passe surtout par le corps de l'homme qui
fixe le mercure. On peut se demander comme pour
le bain ordinaire si le mercure mis en liberté,
volatilisé en grande partie à la température du
bain, n'est pas absorbé surtout par les voies respiratoires. Quoi qu'il en soit, ce mode intéressant
de mercuralisation n'a pas encore été employé assez
fréquemment pour qu'on puisse juger définitivement
de son efficacité. Dans les observations citées, les malades ont guéri dans un espace de deux à quatre semaines, après avoir pris 10 à 25 bains. L'intoxication
mercurielle peut se manifester comme dans les autres
méthodes de traitement.

2° Fumigations mercurielles.

La méthode des fumigations mercurielles est aujour-
d'hui un peu en désuétude. Cependant de temps à autre
les fumigations sont encore préconisées par divers auteurs (Langlebert, Trousseau et Pidoux, Baumstead,
Paschkis, Langston, Parker, Horteloup, etc.)

Le « modus faciendi » est le suivant : On peut se servir de la boîte à fumigations ou bien improviser un
appareil spécial. Le plus souvent le malade s'assied
sur une simple chaise basse, sans fond, enveloppé
jusqu'au cou dans une couverture mouillée. L'appareil
à fumigations est placé sous la chaise ; on peut se
servir de l'appareil de Langlebert ou simplement
d'une coupe de porcelaine dans laquelle on chauffe
doucement au moyen d'une lampe à alcool la préparation mercurielle. Le calomel, le cinabre, le protoïo-
dure, le turbith sont employés le plus fréquemment

à la dose de 2 à 3 grammes. On vaporise en même temps de l'eau. Il faut que la fumigation soit faite lentement en 15 ou 20 minutes. Le malade s'enveloppe ensuite de la couverture et se couche pendant une, deux ou trois heures; il se lave ensuite tout le corps avec soin.

Ainsi employées, les fumigations peuvent être utiles contre les syphilides cutanées et muqueuses. M. Horteloup prescrivait une fumigation tous les deux ou trois jours. Il en fallait douze à quinze pour faire une cure.

C'est là une méthode peu pratique, avec laquelle le traitement est long et toujours incertain dans ses effets.

Il faut se garder d'imiter la pratique des anciens qui recommandaient au malade de faire quelques inhalations de vapeurs mercurielles pendant la fumigation. Il en est résulté quelquefois de graves inflammations des voies respiratoires, des œdèmes pharyngo-laryngés très rapides et redoutables, des bronchites, des stomatites intenses. Il faut signaler aussi dans ce cas le danger de l'absorption trop rapide de très grandes quantités de mercure à l'état de vapeur, car les voies respiratoires absorbent le mercure avec une grande énergie (Merget). M. Dujardin-Beaumetz qualifie les fumigations du nom de méthode dermo-pulmonaire.

A ce point de vue, il faut rejeter aussi les méthodes de fumigations à l'aide de *papiers hydrargyriques*, de *trochisques* formés de sels mercuriels et que l'on peut brûler dans la chambre des malades qui en respirent les vapeurs. Ce sont des moyens d'une efficacité très discutable et qui peuvent avoir des inconvénients.

D'une manière générale, la méthode des fumigations mérite peu d'être recommandée : bornées à la peau, les fumigations doivent être très bien faites et donnent des résultats incertains ; s'il y a pénétration de vapeurs un peu trop forte dans les voies aériennes, elles sont dangereuses.

Il existe cependant un mode de fumigations qui peut rendre des services sans faire courir aucun danger. C'est la *fumigation locale* qui est fréquemment employée en Angleterre et qui est utile contre les syphilides muqueuses des organes génitaux ou contre certaines syphilides suintantes. Elle se fait à l'aide d'un tube de verre de 30 centimètres effilé à l'une de ses extrémités, et qui présente vers sa partie moyenne un renflement annulaire dans lequel on introduit un ou deux centigrammes de calomel. L'autre extrémité du tube est mise en rapport avec une poire de caoutchouc destinée à faire passer un courant d'air dans le tube. On chauffe le renflement au moyen d'une lampe à esprit de vin et avec la poire de caoutchouc on projette les vapeurs de mercure sur la lésion syphilitique. Ce procédé peut être employé non seulement pour des syphilides externes, mais aussi pour des syphilides de la bouche et de la gorge, à la condition que le malade retienne sa respiration pendant la vaporisation du calomel. Les effets curatifs de cette fumigation locale sont, paraît-il, très rapides. Nous l'avons employée avec succès, mais pas assez souvent encore pour pouvoir bien la juger.

3° Frictions mercurielles.

Cette méthode de traitement est la plus ancienne et a donné lieu, comme on le sait, à des abus terribles.

Aujourd'hui on peut dire que c'est une méthode sans danger, mais à la condition d'être bien pratiquée et d'être surveillée autant que possible par le médecin.

Le « modus faciendi » a donc une très grande importance. Pour bien l'expliquer nous prendrons comme exemple la friction avec la préparation le plus communément employée, l'onguent mercuriel double : mercure, axonge benzoïnée, en parties égales. Doses : pour les adultes, la dose moyenne est de 1 à 4 grammes; on prescrit rarement des frictions avec 6 et 8 grammes. Pour les petits enfants, la dose moyenne est de 1 gramme.

Régions : Les membres supérieurs et inférieurs, les flancs (Fournier) sont les régions de choix. Les aisselles, les aines, la verge et le scrotum sont à éviter pour un grand nombre de malades, à cause de l'irritabilité de la peau de ces régions : on peut en dire autant de la plante des pieds.

La friction est faite le soir de préférence; car la chaleur du lit semble favoriser l'absorption du mercure; dans le plus grand nombre des cas le malade peut fort bien la faire lui-même. Après la friction, on enveloppe la région avec une bande de flanelle. Le lendemain le malade se débarrasse de la pommade par un bain ou un grand lavage savonneux. Suivant les circonstances, il peut enlever la pommade le matin ou bien la garder jusqu'au soir, et la faire disparaître seulement au moment de faire la friction suivante.

Il y a deux manières de faire la friction; certains auteurs, notamment Furbringer, veulent que l'on frictionne réellement la peau avec la paume de la main nue ou enveloppée d'une peau très souple, jusqu'à épuisement complet de la pommade. D'autres admettent que la friction n'est pas nécessaire : il suffit d'étendre convenablement la pommade sur une surface assez grande. Welander a montré récemment par les résultats favorables de l'observation clinique et par l'analyse des urines que l'élimination du mercure est aussi active avec ce procédé qu'avec l'autre. Nous sommes disposé à admettre cette opinion en nous basant sur le mode d'action probable des frictions mercurielles.

Dans la pratique, le malade peut donc le premier jour étaler la pommade en couche très mince à l'aide d'une spatule, par exemple, sur la jambe gauche qu'il enveloppe ensuite dans une bande de flanelle. Le second jour, après avoir bien lavé la jambe, il recommence la même opération sur la cuisse ou sur le flanc; le troisième jour, sur le membre supérieur; les jours suivants, il agira de la même manière sur le côté droit. Il ménagera ainsi très suffisamment l'irritabilité de la peau.

Direction et durée de la cure par les frictions. — Un certain nombre de frictions constitue une cure. La manière d'instituer les cures de frictions est assez variable suivant les auteurs, mais le principe est toujours d'accorder au malade un intervalle de repos suffisant entre les cures pour que les dangers d'intoxication soient écartés. M. Fournier prescrit en tout 15 à 20 frictions tous les deux jours avec 4 ou 8 grammes de pommade mercurielle; la cure a une durée moyenne de 30 à 40 jours suivis d'un intervalle de repos. M. Charcot prescrit une friction quotidienne à la dose de 4 grammes pendant 15 ou 20 jours, puis un repos d'égale durée; on reprend ensuite le traitement dans les mêmes conditions dans les cas de syphilis grave. On prescrit encore les frictions faites pendant trois jours ou sept jours avec un intervalle de repos égal, en tout 30 frictions.

Il est évident que les cures de frictions doivent être d'autant plus courtes que les frictions sont plus rapprochées. On peut très souvent sans inconvénients faire quinze frictions quotidiennes de suite; mais si l'on veut faire un traitement plus long, de 30 frictions, par exemple, il conviendra de les échelonner dans un intervalle de six semaines.

La plupart des médecins ont abandonné les traitements adjuvants prescrits autrefois et notamment les sudations, la diète recommandée par Schutzenberger. On recommande au contraire aujourd'hui les toniques, vin, bière, café, nourriture fortifiante, etc., pendant le traitement. L'état de la bouche et des voies digestives est surveillé avec soin.

L'onguent mercuriel paraît être réellement la préparation la plus active dans le traitement de la syphilis. On lui reproche d'être sale, de trop tacher le linge et les vêtements, d'être trop adhérent à la peau. C'est pour obvier à ces inconvénients que de nombreux auteurs (Hebra, Charcot, Oberländer, Nega, Schwimmer, Schuster, Spillmann, etc.) ont prescrit de préférence des savons mercuriels dont le malade se débarrasse plus facilement par le lavage.

On prescrit généralement :

Savon neutre à la glycérine............ 30
Mercure .... 10 à 30

On a essayé depuis longtemps de substituer au mercure dans les pommades quelques-uns de ses sels. La pommade de Cirillo, à base de sublimé, est irritante et abandonnée aujourd'hui. Donovan a re-

commandé l'oxyde noir de mercure à 10 pour 16 de
suif de mouton ; l'oléate du mercure (Berkeley-Hill)
qui semblait devoir convenir, est également irritant.
Le calomel réussit mieux. On peut prescrire les
pommades suivantes :

1° Calomel   10
   Huile d'olives................   20
   Axonge ou lanoline................   10
2° Calomel......   10
   Axonge benzoïnée ou vaseline.......   30

Ou bien encore :

3° Calomel.........................   10
   Savon neutre....................   20 ou 30
(Watraszewski)

Les recherches faites sur les urines ont démontré
que le mercure est très bien absorbé et passe dans
les urines en abondance. Ces frictions au calomel et
notamment au savon de calomel paraissent donc
convenir parfaitement à la clientèle : elles constituent
un traitement relativement propre que le malade
n'est plus obligé de cacher à son entourage. Nous
avons pu nous-même vérifier leur efficacité dans
quelques essais faits à l'hôpital du Midi.

On peut encore préparer des glycérolés à base de
mercure qui sont peu irritants pour la peau (Monnet) :

Glycérolé d'amidon.. .... }
Mercure purifié.................... } āā poids égaux.

On pourrait obtenir de même des glycérolés au
calomel.

Mécanisme de l'absorption de Hg par les frictions. —
Deux théories sont en présence : 1° Pénétration directe du mercure à travers la peau, à l'état soluble
ou bien à l'état métallique. Certains auteurs ont

admis la formation de composés mercuriels solubles
dus à l'action des corps gras de l'onguent mercuriel
ou bien des produits des sécrétions cutanées : il y
aurait formation de bichlorure de mercure au contact du chlorure de sodium de la sueur. Mialhe qui
a surtout adopté cette opinion préconisait logiquement les frictions au calomel ou bien la pommade
au sublimé de Cirillo.

Pour d'autres auteurs (Overbeck, Zulzer, Blom-
berg, etc.), le mercure pénètre directement à travers l'épiderme et les follicules, et de là dans le cho-
rion du derme. Cette théorie est combattue par un
grand nombre d'auteurs (Bœrensprung, Hoffmann,
Donders, Neumann, Auspitz, Furbringer, etc.). Ana-
tomiquement cette pénétration directe du mercure
aussi divisé que possible paraît peu admissible et
d'autre part ce que nous savons de la susceptibilité
du derme à l'égard du mercure nous fait encore douter davantage de cette pénétration directe.

Par une série d'expériences, M. Merget a démontré
que le mercure ne pénètre pas dans la peau : on ne
le retrouve pas dans l'urine si, dans l'expérience, le
sujet ne respire que l'air apporté du dehors pendant
les frictions. Il n'est pas démontré non plus qu'il
puisse être absorbé sous forme de composés solubles
formés dans les glandes de la peau sous l'influence
de chlorure de sodium contenu dans les sécrétions.

2° Pénétration du mercure à l'état de vapeurs par la
voie de l'inhalation pulmonaire : A la température
de la peau le mercure émet des vapeurs en très grande
abondance, principalement lorsque le sujet est au
lit. Les anciens auteurs connaissaient bien le fait,
car ils recommandaient de ne frictionner ni la poitrine ni le ventre pour éviter une absorption trop

rapide du mercure. M. Merget a montré que même à la température ordinaire le mercure émet des vapeurs dont on peut constater l'absorption. Le mercure éteint dans la craie et répandu sur une surface assez grande dans une chambre close répand assez de vapeurs pour qu'on puisse non seulement les retrouver dans l'air, mais constater leur absorption par l'analyse de l'urine. Ces constatations sont indéniables et la théorie de l'absorption des vapeurs mercurielles par l'inhalation pulmonaire au cours des frictions est appuyée sur des faits d'une certitude absolue (Merget, Muller, Rémond, Welander) ; c'est aux vapeurs du mercure que le traitement par les frictions doit toute sa valeur thérapeutique. Mais on conçoit dès lors combien l'action de ce mode de traitement doit être sujette à variations ; Winternitz, qui a procédé par pesées, constate que l'augmentation du mercure dans les urines se fait beaucoup plus lentement que dans le traitement par ingestion. Comme nous l'avons dit, dans les analyses faites par M. Beausse dans notre service à l'hôpital de Lourcine, le mercure n'apparaissait dans l'urine qu'au bout de 24 ou 36 heures, mais en proportions minuscules. D'autre part on conçoit que cette absorption puisse devenir trop forte si le hasard favorise la volatilisation du mercure, et si le revêtement épidermique altéré permet à l'absorption cutanée de se faire.

Indications et valeur thérapeutique des frictions. — Entre les mains de malades persévérants et soigneux les frictions peuvent être une méthode de traitement général de la syphilis. Certains médecins les prescrivent à l'exclusion de toute autre méthode, et, comme nous l'avons vu, les pommades et les savons au calomel peuvent faciliter cet emploi systématique.

Les frictions envisagées à ce point de vue ont le grand avantage de ménager les voies digestives, qui peuvent être réservées pour les médications adjuvantes, toniques, fer, iodure de potassium, etc... C'est une des bonnes raisons qui les font préférer comme méthode générale de traitement dans la syphilis des enfants.

Mais dans la syphilis de l'adulte la difficulté de faire un traitement secret avec les frictions les fait souvent rejeter d'emblée. En somme, les frictions sont surtout à conserver pour certaines cures énergiques dans lesquelles leur emploi est souvent combiné avec celui de l'iodure de potassium. La syphilis du cerveau et de la moelle, la syphilis de l'œil et des viscères indiquent principalement les cures par frictions mercurielles. Elles conviennent donc pour certains traitements de courte durée ; elles sont moins pratiques pour le traitement général. Nous devons enfin ajouter qu'elles présentent un certain nombre d'inconvénients sérieux.

Même dans les cas graves de syphilis oculaire ou cérébrale, nous les considérons comme inférieures aux injections comme moyen de pénétration rapide du mercure. En pareil cas il vaut mieux commencer le traitement mercuriel par quelques injections et donner en même temps les frictions, car nous sommes toujours dans l'ignorance du moment où celles-ci commencent à agir. Il se peut, comme nous l'avons constaté par l'analyse des urines dans plusieurs cas, que le mercure ne soit absorbé lors des premières frictions qu'à des doses infinitésimales : il y a là une grosse cause d'infériorité quand il est urgent d'agir vite.

Un défaut plus grand encore, c'est l'absence de

dosage, défaut qui existe aussi bien qu'à un moindre degré dans la méthode de mercurialisation par ingestion. Les frictions constituent, si l'on peut ainsi parler, la méthode la plus massive d'introduction du mercure dans l'économie. Lorsque nous faisons une friction quotidienne à la dose moyenne de 2 à 4 gr., combien sera-t-il absorbé de mercure? Nous l'ignorons absolument. Ce que l'observation a appris, c'est qu'il a suffi parfois d'une seule friction pour amener des accidents d'intoxication de la plus haute gravité, et même la mort; dans un cas de mort récemment publié par Sakur, les accidents furent causés par une seule dose d'onguent gris inférieure à 5 grammes.

A l'incertitude du dosage correspond logiquement l'incertitude des effets. Tantôt les frictions semblent sans action; quelquefois leurs effets deviennent promptement trop énergiques et obligent à suspendre leur emploi; quelquefois aussi elles sont bien tolérées pendant quelque temps, puis brusquement elles causent des accidents redoutables.

En raison de ces soubresauts violents dans leur action, elles donnent fréquemment lieu à la stomatite d'une manière plus ou moins intense. La diarrhée mercurielle est plus rare. M. Fournier signale aussi une courbature musculaire assez fréquente avec les frictions. Il faut ajouter à cela certains inconvénients inhérents à la méthode elle-même, notamment la production d'eczémas, d'éruptions hydrargyriques, etc. Ces accidents sont le plus souvent une contre-indication formelle à l'emploi des frictions.

Nous n'insisterons pas sur le reproche de malpropreté que l'on fait à juste titre à la méthode des frictions par l'onguent napolitain. Cet inconvénient est atténué grandement, comme nous l'avons vu, par l'emploi des glycérolés et des savons mercuriels et par l'emploi des frictions au calomel. Un reproche plus sérieux, c'est l'assiduité, la persévérance exigées par la méthode des frictions. Elle prend au malade beaucoup de temps et se trouve à cet égard en opposition avec la négligence bien connue du plus grand nombre des syphilitiques.

En résumé, à l'hôpital la méthode des frictions est parfaitement applicable ; elle a même le grand avantage d'imposer le traitement aux malades. Pour la ville, on peut aussi la choisir comme méthode de traitement général, mais seulement si l'on soigne des malades attentifs et capables de surmonter les incommodités de la méthode. Nous donnerons comme exemple la formule de traitement général suivante qui se rapproche notablement de celle qui a été recommandée par M. Leloir :

1re année : frictions pendant 15 à 20 jours par mois, pendant huit mois;

2e année : frictions pendant 15 jours par mois, pendant cinq ou six mois;

3e année : quatre mois de frictions pendant 15 jours par mois;

4e année : deux à quatre mois de frictions, pendant 15 jours par mois.

1º Applications diverses du mercure à la surface de la peau.

A côté des frictions et agissant probablement de la même manière, il convient de placer diverses applications du mercure telles que les pommades, les emplâtres, les flanelles, les sachets, etc.

Pommades. — Nous avons vu le mode d'action des

pommades à propos des frictions, mais on les emploie encore pour traiter certaines lésions locales, soit sous la forme d'onguent mercuriel, soit sous la forme de pommades diverses au calomel, à l'oxyde jaune, etc. Le chancre, les syphilides cutanées, etc., se trouvent bien de ces applications qui agissent à la fois par l'absorption générale et par des effets locaux dont on ne peut constater la réalité.

Emplâtres. — Dans le traitement local les emplâtres mercuriels rendent les plus grands services. Nous citerons tout d'abord le classique emplâtre de Vigo *cum mercurio* si fréquemment prescrit par les syphiligraphes. On prescrit aussi les deux emplâtres suivants :

Minium 1,50
Cinabre.................................. 2,50
Emplâtre diachylon....................... 6

Cet emplâtre convient surtout dans le traitement des maladies de la peau. M. Quinquaud a recommandé le suivant dans le traitement de la syphilis :

Calomel.................................. 1
Emplâtre de diachylon.................... 3
Huile de ricin........................... 0,3

Mais ces emplâtres ne rendent pas seulement des services dans le traitement local. Appliqués en lanières plus ou moins étendues, ce sont des agents de mercurialisation générale qui ne sont pas à dédaigner. Depuis longtemps l'emplâtre de Vigo est recommandé en placards étendus dans le traitement de la syphilis infantile. M. Quinquaud a recommandé son emplâtre dans le même but dans la syphilis de l'adulte; on en découpe des morceaux d'un décimètre carré qui sont appliqués sur la peau et renouvelés tous les huit jours. Bien que moins énergiques que les frictions, ces moyens d'action dans quelques cas ne sont pas à rejeter. Malgré le contact intime et prolongé des emplâtres avec la surface cutanée, nous pensons que, comme pour les frictions, la mercurialisation générale se fait surtout dans ces cas par l'inhalation des vapeurs métalliques développées par la chaleur du corps.

Flanelles mercurielles. — En conséquence de ses opinions sur l'absorption du mercure par les voies respiratoires, M. Merget a conseillé l'application externe de flanelles préparées de la manière suivante : La flanelle est immergée d'abord dans un bain de nitrate acide mercureux, puis dans l'eau ammoniacale ; elle est ainsi imbibée de mercure réduit dans un état de division extrême qui en facilite à un haut degré la volatilisation. On découpe dans la flanelle un plastron de vingt à vingt-cinq centimètres carrés que l'on porte dans la journée directement appliqué sur la chemise ou bien enveloppé dans un sachet d'étoffe très mince. Pendant la nuit le plastron peut être attaché au cou ou bien être placé sous le drap du traversin, ou sous l'enveloppe de l'oreiller. Ces flanelles sont renouvelées toutes les trois semaines. M. Merget a constaté par ce moyen d'inhalation mercurielle le rapide passage du mercure dans l'urine (1).

(1) Voici le procédé employé par Merget et Carles : on fait bouillir 200 grammes d'urine avec 15 grammes d'acide azotique pendant dix minutes environ, on décante la liqueur après refroidissement dans un flacon, et on y plonge un fil de cuivre aplati au marteau et bien décapé ; au bout de 36 heures, on le lave, on l'essuie au papier Joseph, on le recouvre d'une seule épaisseur de papier à cigarette et finalement on le serre au moyen d'un livre dans le papier réactif au nitrate d'argent ammoniacal. Le mercure amalgamé avec le cuivre laisse au contact de l'argent une trace noire au contact du fil aplati.

Le papier réactif se prépare de la manière suivante : On fait

Il a pu l'y trouver à des doses relativement considérables; 6, 8, 9 milligrammes par jour représentent
l'élimination quotidienne du mercure par l'urine et
les fèces. L'absorption serait donc au moins aussi
active qu'avec les frictions. La salivation et la stomatite apparaissent parfois rapidement. L'attention
a été appelée dans ces derniers temps [Bordier,
Rivière, Arnozan, Carles, Vigier, Frézouls (1)] sur
cet intéressant procédé de mercurialisation et l'on
peut espérer que des observations nouvelles nous
instruiront plus complètement sur sa valeur. Dès à
présent le médecin doit le connaître et s'en souvenir
à l'occasion.

Sachets mercuriels. — Au lieu du mercure réduit sur
des flanelles, on peut aussi employer le mercure très
finement divisé, par exemple, au moyen de la craie.
Des sachets très minces remplis de cette poudre
peuvent être placés, comme les flanelles, au-devant de
la poitrine.

Ces diverses méthodes d'inhalation pulmonaire,
destinées à suppléer les frictions, ont toutes le défaut
de nous laisser dans l'ignorance du dosage du mercure absorbé. Elles ont toujours besoin du contrôle
de la recherche du mercure dans l'urine.

une solution concentrée de nitrate d'argent ; on y ajoute de
l'ammoniaque jusqu'à ce qu'il ne se forme plus de précipité.
On conserve la solution dans des flacons noircis, à l'abri de
la lumière. Pour s'en servir, on en prend quelques gouttes
qu'on étend sur une feuille de papier en traçant cinq ou six
lignes transversales avec une plume d'oie. On fait ensuite sécher
dans l'obscurité le papier ainsi préparé.

(1) FRÉZOULS. Th. de Bordeaux, 1893.

CHAPITRE VII

Mercurialisation par l'ingestion du mercure.

L'ingestion stomacale du mercure constitue le mode de traitement qui est incontestablement le plus pratique. C'est aussi le plus répandu et il est institué à l'aide d'un grand nombre de préparations (1). Nous ne passerons en revue que les principales.

Mercure. — A l'état métallique le mercure est très bien toléré par le tube digestif. Il forme la base des pilules bleues, des pilules de Sédillot et de Belloste. La dose moyenne est de 10 centigrammes par jour en pilules de 3 ou 5 centigrammes. Les exci-

---

1) Richesse en mercure des diverses préparations :

	d'après Bocquillon	d'après Fischer
Biiodure.....	45.00 %	44.1 %
Peptonate...............	57.15	
Succinimide.......	63.30	
Lactate.................	67.10	
Bichlorure..............	72.72	73.8
Calomel......,.........	84 00	85.2
Albuminate............	10.20	
Tannate.................	23.80	
Thymolate..............	11.89	
Salicylate...............	59 00	
Oxyde rouge...........	92.59	92.6
Phénate................	51.68	
Sulfure.................		86.2
Iodure.............		61.17
Cyanure................		79.36

pients employés sont la craie ou le savon avec poudre
de sucre de lait ou de réglisse. Le mercure aujour-
d'hui est peu prescrit en France, mais il l'est encore
fréquemment en Angleterre et son emploi est très
logique.

Calomel; son emploi à doses fractionnées. — Le protochlorure de mercure ou calomel est rarement prescrit dans le traitement par ingestion. Cet oubli n'est
pas justifié, car la transformation facile du calomel
en présence du chlorure de sodium est fort limitée,
et les craintes d'empoisonnement toujours émises à
ce sujet sont exagérées.

Nous avons essayé de son emploi à l'hôpital de
Lourcine aux doses de 6 et 10 centigrammes par jour
en pilules. Il agit comme le protoiodure, mais sans
grande supériorité. Dans certains cas où il est nécessaire d'agir promptement, on le prescrit à des
doses moyennes de 10 à 15 centigrammes par jour,
mais *fractionnées* en prises d'un centigramme. Ce
traitement, très actif, est peut-être un peu trop abandonné aujourd'hui. Les oculistes y ont encore souvent
recours dans le traitement des lésions syphilitiques
de l'œil. Dans ces conditions on le pousse quelquefois
jusqu'à la salivation que l'on considère à tort comme
un indice certain de saturation mercurielle suffisante.
Nous avons déjà fait remarquer que cette salivation
ordinairement symptomatique de stomatite mercurielle est souvent simplement un signe d'intolérance.
Quoi qu'il en soit, le traitement intensif par le mercure
à doses fractionnées ne doit pas être oublié.

Il ne peut être fait que sous la direction du médecin qui surveillera ses effets du côté de la bouche et
de l'intestin. A cet égard ce traitement pourrait peut-
être se faire avec d'autres agents que le calomel, par

exemple, avec le tannate de mercure dont l'action irritante sur l'intestin est beaucoup moins accusée que celle du calomel. On ne devra pas, sauf exceptions bien motivées, faire durer ce traitement plus de quatre ou cinq jours; dans ce cas, la recherche du mercure dans l'urine peut être utilement faite. L'avantage de ce traitement à doses fractionnées est de frapper un coup énergique et d'influencer fortement l'infection syphilitique (1); après avoir obtenu rapidement un certain degré de mercurialisation, on revient aux doses plus massives prescrites d'ordinaire et dont les effets, à quantités égales pourtant, sont bien moins accusés. L'inconvénient de ce traitement est d'amener parfois rapidement des accidents du côté de la bouche et de l'intestin, accidents fâcheux parce qu'ils peuvent obliger parfois à suspendre complètement la médication mercurielle.

Protoiodure de mercure (Biett, Ricord, Fournier, etc.). — Ce sel de mercure est employé surtout en France; c'est la préparation que M. Fournier recommande le plus volontiers tout en reconnaissant qu'elle provoque assez fréquemment la diarrhée. Le protoiodure présente, en effet, des inconvénients qui peuvent le faire comparer au calomel, bien qu'il soit le plus souvent mieux toléré que celui-ci. C'est une préparation très active et les résultats thérapeutiques qu'elle donne presque toujours justifient son emploi et sa faveur. Il faut prescrire le protoiodure en lui associant des extraits astringents et de l'extrait d'opium.

(1) D'après les pesées de Winternitz, le calomel à doses fractionnées, 10 à 15 centigrammes par jour, donné dans ce but d'obtenir la polyurie dans un cas d'ascite, a fourni promptement dans l'urine des quantités élevées de mercure, jusqu'à 0 0028 par litre (*loc. cit.*).

Voici une formule habituellement conseillée :

Protoiodure Hg.....................	0,05 centigr.
Extrait d'opium	0,01 ou 0,02 cent.
Conserve de roses................	} Q. S. pour une
Poudre de réglisse................	} pilule.

Nous employons aussi très souvent la formule suivante dans laquelle nous supprimons l'extrait d'opium :

Protoiodure Hg.....................	cinq centigr.
Extrait de ratanhia................	} āa Q. S. pour
Extrait de gentiane................	} une pilule.

La dose moyenne pour l'homme adulte est de 10 centigrammes par jour. Les doses fortes sont de 15 à 20 centigrammes. Chez les sujets anémiques, on peut associer dans la même pilule les protoiodures de mercure et de fer.

Tannate de mercure (1). — Suivant Petrini, Casanow (de Moscou) a le premier employé le tannate de mercure dans le traitement de la syphilis. Mais c'est à Lustgarten que l'on doit les travaux qui ont préparé l'introduction définitive de ce sel dans la thérapeutique. Le reproche fait à cette préparation d'être mal définie tombe depuis que Gay est arrivé à obtenir un produit toujours identique. Par sa composition, le tannate modère autant que possible l'action irritante du mercure sur le tube digestif. Il est à la fois bien toléré par l'estomac et par l'intestin. Les doses à prescrire doivent être plus fortes que pour le protoiodure, parce que le tannate ne contient guère que 50 % de mercure. Il faut donc considérer comme moyenne pour l'adulte la dose de 15 centigrammes par jour; on a pu aller assez facilement

(1) AUDIGIER. *Etude sur le tannate de mercure dans le traitement de la syphilis* (Th. de Paris, 1893).

jusqu'à 20 et 30 centigrammes. Mais alors il faut exercer une attentive surveillance comme pour les autres préparations. Il est à remarquer que ces dernières sont toujours employées concurremment avec des extraits astringents destinés à les faire mieux tolérer. Il n'est donc pas étonnant qu'une combinaison directe du tanin avec le mercure donne à ce point de vue de bons résultats, d'autant plus que l'on peut toujours formuler avec le tannate les mêmes excipients qu'avec les autres sels mercuriels. Il n'est pas toujours nécessaire d'y ajouter de l'opium comme on le fait pour ceux-ci.

Lustgarten, Kaposi emploient les formules suivantes :

Tannate Hg...................... 0,10 centigr.
Tannin......................... 0,05
Sucre de lait.................. 0,40 pour 1 cachet.

On donne un ou deux, plus rarement trois cachets par jour.

Nous prescrivons habituellement la formule suivante :

Tannate Hg...................... 0,05 à 0,10 cent.
Extrait de ratanhia.............. } ãã Q. S.
Extrait de gentiane............. }
Glycérine....................... Q. S. pour une pilule.

F. s. a. 60 pilules semblables. En prendre deux ou trois par jour, aux repas (1).

(1) On ajoute de la glycérine dans la composition des pilules pour les empêcher de devenir trop dures en vieillissant. Lang conseille aussi de les incorporer dans la lanoline et le sucre de lait. Exemple :

Protoiodure Hg... 1,50
Extrait d'opium.................. 0,50
Lanoline........................ 1,50
Sucre de lait................... 4,50; pour 30 pilules.

Le tannate de mercure a été plusieurs fois recom-

mandé pour le traitement de la syphilis infantile. Avec
le concours de M. Dupin, alors interne en pharmacie
à l'hôpital de Lourcine, nous avons expérimenté avec
succès un sirop iodo-tannique au tannate de mercure.
La préparation contenait par cuillerée à bouche un
peu plus d'un centigramme de tannate de mercure
solubilisé par la présence d'une faible quantité d'iodure de potassium (1).

Le *gallate de mercure*, étudié récemment par Brousse
et Gay, est à rapprocher du tannate de mercure.
Le gallate de mercure, obtenu par Gay, est un sel
dont la teneur en mercure est invariable. Associé
à l'extrait de quinquina sous la forme pilulaire et à
la dose moyenne de 10 centigrammes par jour, le
gallate est très bien toléré par le tube digestif et
donne d'excellents résultats thérapeutiques.

Ces deux sels organiques de mercure conviennent
avant tout pour le traitement mercuriel par ingestion.
Leur peu de richesse en mercure les rend moins pro-
pres au traitement par injections, à cause des masses
relativement fortes qu'il faut introduiredans les tissus.

Salicylate de mercure. — Ce sel a été étudié surtout
dans le traitement de la syphilis par les injections,
mais on peut aussi le prescrire pour le traitement
par ingestion, en cachets ou en pilules, aux doses
de 10 à 15 centigrammes par jour. Schwimmer con-

---

(1) Voici la formule de ce sirop iodotannique au mercure
préparé par M. Dupin :

Iode...........................	2 gr. 50
Tannin.........................	15 gr.
Eau....	200 gr.

A cette solution ajoutez 1 gramme de bichlorure Hg dissous
dans 20 centimètres cubes d'eau. Si la liqueur reste louche
ajoutez un gramme de KI. On complète le litre de la solution
avec du sirop de sucre aromatisé.

sidère le salicylate de mercure comme agissant plus rapidement que le protoiodure et le sublimé.

Nous ne pouvons que signaler les autres préparations mercurielles insolubles dont l'emploi a été préconisé dans ces dernières années, le phénate de mercure, l'albuminate, le peptonate, le lactate, etc.

PRÉPARATIONS MERCURIELLES SOLUBLES

Bichlorure de mercure. — C'est de beaucoup la préparation mercurielle le plus souvent prescrite; on le donne en pilules ou en solutions. La liqueur de Van Swieten s'administre généralement dans le lait, le matin ou bien au moment des repas. L'adulte en prend une ou deux cuillerées à bouche par jour, soit 1 à 2 centigrammes de sublimé. On la donne aux enfants par cuillerées à café dans le lait également et beaucoup d'entre eux la tolèrent très bien. Outre le lait, le bicarbonate ou le salicylate de soude, le chlorure de sodium aident aussi à faire tolérer la liqueur de Van Swieten. Le sublimé est quelquefois encore prescrit en solution dans la peptone (peptone mercurique ammonique de Martineau et Delpech).

La forme pilulaire enfin est très souvent formulée pour les adultes, ordinairement avec addition d'extrait d'opium :

Bichlorure Hg.....................	un centigramme.
Extrait d'opium..................	un centigramme.
Extrait de gentiane..............	Q. S. pour une pilule.

F. s. a. 60 pilules semblables. En prendre deux ou trois par jour, au moment des repas.

Certains auteurs ont élevé les doses de sublimé jusqu'à 5 centigrammes par jour (Bassereau); on est allé jusqu'à 7 et 10 centigrammes.

Le grand inconvénient du sublimé est de déterminer souvent des maux d'estomac, des indigestions
pénibles, une véritable dyspepsie. Les douleurs parfois assez vives ont fait souvent désigner la liqueur
de Van Swieten du nom de casse-poitrine. Mais cet
inconvénient, il faut le dire, est fortement atténué si
l'on prend la liqueur de Van Swieten avec les précautions que nous avons indiquées.

Le *mode d'absorption* des préparations mercurielles, solubles ou insolubles, prête à discussion,
comme nous l'avons vu.

D'après la théorie de Mialhe, toutes les préparations mercurielles administrées par les voies digestives donnent lieu à la formation d'albuminates d'a-
bord insolubles, puis redevenant solubles en présence d'un excès de chlorure de sodium et d'albumine. Le nouveau composé est absorbé à l'état de
chloroalbuminate de mercure et de sodium. M. Merget a ébranlé cette théorie à l'aide d'arguments que
nous devons résumer.

On ne saurait nier, dit-il, que les sécrétions de
l'estomac, du pancréas et de l'intestin ne puissent
contenir des albuminates mercuriels absorbables. Il
en est de même pour la lymphe et le sérum. Mais si
l'on met expérimentalement ces sels ainsi dissous
en présence du sang, ils sont immédiatement précipités, et dans les couches supérieures du liquide, les
procédés les plus sensibles sont impuissants à déceler la plus faible trace de mercure. C'est l'hémoglobine qui intervient surtout dans cette précipitation; une solution d'hémoglobine cristallisée donne
avec les albuminates mercuriels un précipité qui
renferme, comme celui du sang, tout le mercure
combiné, sans qu'on retrouve aucune trace de ce

métal dans le liquide qui recouvre le précipité.

En résumé : 1° le mercure en pénétrant à l'état d'albuminate mercuriel en solution altère le sang; 2° en présence du sang, cet albuminate forme avec l'hémoglobine un précipité qui renferme tout le mercure du sel et qui ne peut se dissoudre de nouveau ni dans un excès de chlorure de sodium, ni dans un excès d'albumine. Les peptonates se comportent vis-à-vis du sang comme les albuminates. M. Merget admet que dans la précipitation par l'hémoglobine de ces sels mercuriels dissous, il y a toujours réduction sinon totale, du moins partielle mercure combiné. Finalement il y a appo   dans le sang du mercure métallique très divis qui entre dans la circulation dans le même état que celui dont la pénétration a lieu par inhalation de vapeurs.

Si l'on ingère une préparation soluble comme le sublimé, elle se précipite en partie et se réduit en présence des matières organiques contenues dans le tube digestif ou bien en présence de la paroi stomacale ou intestinale. Le mercure métallique à l'état d'extrême division est alors absorbé à *l'état de vapeurs*. M. Merget admet que le mercure à l'état de bichlorure ou de chloroalbuminate ne peut être absorbé sans une altération préalable de la muqueuse.

Pour les préparations insolubles, le calomel, par exemple, elles se dissocient en mercure réduit qui peut être absorbé d'emblée et en bichlorure qui forme, en présence des albuminoïdes en excès, des chloralbuminates hydrargyro-alcalins solubles. Ceux-ci peuvent être absorbés directement si la muqueuse est altérée ou bien subiront de nouvelles réactions aboutissant en dernier terme à une absorption de mercure métallique.

Nous ne dirons qu'un mot de la voie rectale qui peut être utilisée avantageusement avec les solutions mercurielles. Le sublimé peut être prescrit en lavements aux mêmes doses que pour la voie stomacale. On mélange alors la liqueur de Van Swieten avec le lait, avec de l'eau albumineuse ou une émulsion de jaune d'œuf; on ajoute au lavement un peu de bicarbonate de soude.

Biiodure de mercure. — Nous avons peu de chose à dire de ce composé mercuriel qui n'est employé que dissous en formant un sel double avec l'iodure de potassium. Il forme la base du sirop de Gibert, préparation active et très souvent prescrite, mais qui a le défaut d'être encore plus dure pour l'estomac que la liqueur de Van Swieten.

Dans la composition du sirop de Gibert, il y a avantage à remplacer le biiodure par d'autres sels de mercure, notamment par le sublimé ou mieux par des sels organiques. On peut choisir pour cela le salicylate ou le benzoate de mercure.

Précautions à prendre pendant le traitement par ingestion. — 1° Faire prendre le mercure au moment des repas; 2° s'il survient de la diarrhée, interrompre le traitement, prescrire les astringents, les opiacés, un purgatif salin à doses modérées; 3° s'il y a de la dyspepsie, de l'inappétence, interrompre fréquemment le traitement et si les troubles digestifs sont trop constants, renoncer au traitement par ingestion, pour adopter la voie rectale, les frictions ou les injections; 4° soins minutieux de la bouche.

Cures par l'ingestion mercurielle. — S'agit-il d'un accident nécessitant une intervention rapide, syphilis cérébrale ou oculaire, par exemple : on peut essayer d'abord du calomel à doses fractionnées dans les con-

ditions dont nous avons parlé plus haut. C'est le moyen
d'action le plus rapide dans le traitement par ingestion.

S'il s'agit de manifestations moins graves, il faut s'en
tenir au traitement ordinaire, aux doses moyennes de
10 centigrammes de protoiodure, de 15 à 20 centigrammes de tannate pris aux repas. Avec ce traitement on voit souvent des éruptions cutanées ou muqueuses céder au bout de dix ou vingt jours. On doit cependant continuer le traitement quelque temps encore,
en sorte que la durée moyenne d'une cure faite dans ces
conditions doit être d'un mois et demi à deux mois.

Lorsqu'on fait le traitement de l'infection en l'absence d'accidents, on doit formuler la prescription
quotidienne de la même manière, mais le traitement
doit être fréquemment interrompu. Dans ces conditions, rien ne presse et la mercurialisation doit être
faite de manière à ménager autant que possible le
tube digestif et les fonctions de nutrition.

Il nous semble que M. Fournier a démontré d'une
manière irréfutable que nulle méthode ne convient
aussi bien que l'ingestion au traitement de l'infection. Il s'agit, en effet, d'une médication qui doit
être poursuivie pendant plusieurs années et aucune
autre méthode ne présente au malade autant de facilité et de commodité.

On peut reprocher à l'ingestion son manque de
précision comme mode de traitement, car les doses
absorbées nous sont inconnues. Mais nous savons
par l'analyse des urines que l'absorption est d'une
activité très suffisante pour le traitement des cas
d'intensité moyenne. Quand il est nécessaire d'obtenir une mercurialisation plus forte et plus prompte,
l'ingestion doit être remplacée ou renforcée par les
injections ou les frictions.

CHAPITRE VIII

Mercurialisation par les injections sous-cutanées et intramusculaires.

Le traitement de la syphilis par les injections sous-cutanées peut être fait suivant deux méthodes que nous avons à étudier : 1° la méthode des injections à doses faibles; dans cette méthode les injections sont faites quotidiennement ou au moins tous les deux jours; 2° la méthode des injections mercurielles à doses massives dans laquelle les injections sont faites à des intervalles de plusieurs jours (1).

(1) Nous ne faisons que mentionner ici les tentatives hardies de M. Baccelli dont l'exemple a été suivi par plusieurs médecins italiens.

Baccelli a proposé les injections intra-veineuses de sublimé avec la solution suivante : Bichlorure Hg, 1 gramme ; Chl. de sodium, 3 grammes; Eau. dist., 1.000 grammes. Ces injections ne sont faites que dans les cas graves : on commence par un centimètre cube de la solution, soit 1 milligramme de sublimé. On peut aller jusqu'à 5 et même 8 milligrammes par jour; avec ces hautes doses on peut remplacer la solution au 1/1000 par une solution à 1/500. Baccelli recommande cette méthode à cause de la rapidité et de l'énergie de son action (Congrès de Rome, 1894). D'autres auteurs italiens, notamment Campana, Maragliano, Jemma, Colombini, l'ont expérimentée avec des résultats divers. On choisit pour l'injection les veines de la main, de l'avant-bras ou de la jambe que l'on fait gonfler par une ligature placée au-dessus du lieu d'injection. Celle-ci est faite lentement. Baccelli a obtenu de bons résultats de cette méthode dans deux cas de syphilis cérébrale. Il n'y a pas eu jusqu'ici d'accidents sérieux imputables à ces injections; elles ont causé plusieurs fois la stomatite mercurielle.

1° Injections mercurielles à doses faibles.

Ces injections peuvent être faites avec des préparations mercurielles solubles ou insolubles. Toutefois il est rare que ces dernières soient employées en pareil cas et l'emploi des préparations solubles est, pour ainsi dire, la règle. Un grand nombre de préparations ont été recommandées dans ces dernières années, mais nous ne pourrons insister ici que sur celles qui nous paraissent réunir le plus d'avantages.

Bichlorure de mercure. — C'est le sel qui a été essayé le premier dès les débuts du traitement de la syphilis par les injections en 1863, par Hebra et Ch. Hunter. Il faut citer après eux les noms de Lewin, Berkeley-Hill, Liégeois, Martineau, Terrillon, etc...

Les premières formules employées ont été successivement modifiées ; nous pouvons citer les suivantes parmi les principales :

Sublimé.................................... 1 gr.
Chlorure de sodium....................... 6
Eau distillée.............................. 100

Une seringue de Pravaz par injection.

Cette préparation est bien tolérée ; pour la rendre moins douloureuse on peut y ajouter un demi-centigramme de chlorhydrate de cocaïne par centimètre cube (1).

---

(1) Suivant M. Merget, le bichlorure injecté ou ingéré, a toujours la même réaction sur les tissus. L'inflammation qu'il détermine dans le tissu cellulaire amène une exsudation de sérum : il se produit en même temps une réduction du bichlorure en protochlorure avec mise en liberté correspondante d'acide chlorhydrique. Les albuminoïdes du sérum agissent sur ce protochlorure, le font repasser à l'état de bichlorure en mettant du mercure en liberté. Le bichlorure ainsi régénéré

Parmi les préparations de sublimé, il faut citer la peptone mercurique et notamment la solution qui a été expérimentée avec tant de soin par Martineau et Delpech :

Sublimé corrosif........................ 6 gr.
Peptone sèche de Catillon................ 9
Chlorure d'ammonium pur............... 9

On fait dissoudre dans :

Glycérine pure........................ 72 gr.
Eau dist.............................. 24

Cinq grammes de cette solution contiennent exactement vingt-cinq centigrammes de sublimé qui, étendus de 25 grammes d'eau distillée, donnent une solution renfermant par centimètre cube un centigramme de sublimé. On injecte chaque jour une seringue de Pravaz.

Le biiodure est fréquemment employé (Panas) sous la forme suivante :

Biiodure Hg........................... 0,04 cent.
Huile d'olive stérilisée................... 100 gr.

On porte l'huile à 110° ou 115° pendant une minute; on laisse refroidir à 60°, pour incorporer le biiodure. Chaque seringue contient 4 milligrammes. Cette solution huileuse est peu douloureuse au moment de l'injection, mais la douleur se développe les jours suivants.

Nous citerons encore le cyanure et le bicyanure de mercure, préparations actives et moins douloureuses que les précédentes (Mendelbaum, Guntz) :

subit encore l'action réductrice des tissus et les choses se continuent ainsi jusqu'à complète transformation du sel mercurique en métal et en acide chlorhydrique. Avec le papier réactif à l'azotate d'argent ammoniacal, M. Cheminade a pu constater directement la présence du métal réduit.

Cyanure Hg...................... 1 gr.
Cocaïne.........................: 2
Eau distillée........ .... 100 (ABADIE)

On injecte une seringue par jour.

Dreser et Camerer prescrivent la solution suivante :

Hyposulfite de Hg et de potassium........ 0 gr. 25
Eau distillée......................... 10

Une demi-seringue ou une seringue par jour.

Nous ne ferons qu'énumérer les injections suivantes :

Formamide Hg (Liebreich) : un centigramme par jour.

Asparagine Hg (Wolf, Ludwig, Neumann).

Succinimide mercurique (Wolf, Wollert, Jullien, Arnaud); solution à 20 centigrammes pour 100 gr., chaque seringue contenant deux milligrammes; une injection par jour).

Glycocolle Hg (préparation trop altérable).

Oxybenzoate Hg (Stoukowenkoff, Balzer et Thiroloix, Cocherie).

Amidopropionate ou alaninate Hg.

Salicylate Hg (1), dissous en présence du bicarbonate de soude.

Il serait encore aujourd'hui prématuré de vouloir imposer le choix parmi ces nombreuses préparations; chaque médecin préconise plus volontiers celle qu'il

____

(1) M. Vacher prescrit la formule suivante pour le salicylate de mercure en injection soluble :

Sublimé............................... 1 gr.
Salicylate de soude................ 2
Eau distillée........................ 100

Cette même solution au 1/1000 peut être employée par cuillerée à bouche dans le traitement par ingestion pour remplacer la liqueur de Van Swieten.

a expérimentée. Le formamide est mis en tête pour
la rapidité d'absorption et d'élimination ; le cyanure,
le benzoate causent des douleurs relativement beaucoup moindres, mais tous les essais n'ont pas réussi
à faire rejeter l'emploi du sublimé qui a le grand
avantage d'être toujours sous la main du médecin et
qui d'ailleurs, avec l'addition du chlorure de sodium
et d'une faible quantité de chlorhydrate de cocaïne,
se présente avec bien peu d'infériorité vis-à-vis de ses
jeunes rivaux (1).

Lieu des injections; dosage. — On les fait ordinairement dans le dos, entre les épaules, à l'ensellure lombaire ou aux fesses. Pour éviter les douleurs il faut
les faire dans le muscle, mais les injections solubles
peuvent très bien se faire dans le tissu cellulaire
sous-cutané. La solution idéale qui est encore à
trouver devrait causer assez peu de douleurs et assez
peu de réaction inflammatoire pour pouvoir être re-
mise entre les mains du malade qui ferait lui-même
les injections sous la peau.

Nous n'en sommes pas là et le plus grand inconvénient peut-être des injections solubles c'est qu'elles
ne peuvent être faites que par le médecin, et leur répétition quotidienne les rend presque impossibles
dans la pratique de la ville. Nous ne parlerons pas
des gros reproches qui ont été faits autrefois à cette
méthode; l'antisepsie rigoureuse des instruments et
de la peau a fait disparaître les abcès et les escarres

---

(1) La benzoate de mercure est une des préparations les
mieux supportées :

Oxybenzoate Hg...............	0 gr. 30
Aq. dist.....................	40
Chl. de sodium..............	0,10
Chl. de cocaïne.............	0,15 (STOUKOWENKOFF)

Une seringue de Pravaz par jour.

qui effrayaient autrefois le médecin. Mais, malgré les
soins d'asepsie préliminaires, malgré les solutions
irréprochables, il y a encore fréquemment des
nodules et des indurations sous-cutanées plus ou
moins étendues. Ce qui est pénible aussi, c'est la
persistance des douleurs renouvelées à chaque injection et durant parfois longtemps après elle. Chez
certains sujets le tégument externe est ainsi criblé
de points douloureux et le malade prend peu à
peu son traitement en horreur. Cela est fâcheux, car
aucune méthode ne présente autant d'avantages thérapeutiques; pas d'accidents toxiques à redouter,
grande précision du dosage, exactitude et rapidité
d'action, etc... Aussi, malgré leurs inconvénients, les
injections solubles sont précieuses pour les cas graves
nécessitant une absorption rapide du mercure, dans
les syphilis malignes, dans les lésions de l'œil, ou du
cerveau, quand le malade frappé de l'imminence du
danger se soumet volontiers à tout pour guérir.

Du reste, grâce à l'activité de ce mode de traitement, les cures mercurielles sont courtes. En
moyenne, en prenant le sublimé comme exemple,
25 à 30 centigrammes de sel soluble suffisent pour
faire disparaître les accidents en cours d'évolution
(Lewin, Liégeois, Martineau, Salsotto, Stoukowenkof,
etc.). Il est plus rare qu'on atteigne les doses de 40
ou 50 centigrammes.

2° Injections mercurielles massives.

Les injections à doses massives se font ordinairement avec des préparations mercurielles insolubles
(mercure, sels et oxydes). Pourtant ces injections ont
été préconisées également dans ces derniers temps
avec des préparations mercurielles solubles ou solu-

bilisées. Lassar, Œstreicher, Lukaziewicz (1) ont employé le sublimé en doses massives, et Schwimmer, Eudlitz ont employé de la même manière le sozoiodolate de mercure dissous en présence de l'iodure de potassium. Ces tentatives intéressantes ont encore besoin d'être renouvelées et perfectionnées, car les injections faites avec ces solutions sont particulièrement douloureuses (Eudlitz).

Au contraire, les injections avec des préparations insolubles maintenues en suspension dans divers liquides sont aujourd'hui entrées définitivement dans la pratique.

La méthode inaugurée en 1864 par Scarenzio, puis par Scarenzio et Ricordi (2), perfectionnée ensuite par Smirnoff (3), repose sur le principe suivant : Injecter une quantité de mercure relativement assez forte qui sera lentement transformée et absorbée, d'où une action à la fois forte et prolongée, en sorte que le nombre des injections pour chaque cure est restreint.

Accueillie par les uns avec une grande faveur, combattue par d'autres avec énergie, cette méthode a été expérimentée successivement en Italie, en Russie, en Allemagne, en Suède, en France, en un mot, dans tous les pays. M. Jullien a été en France l'un des premiers défenseurs de ce mode de traitement qu'il a toujours préconisé dans ses livres et dans ses publications. M. Fournier, sans se déclarer partisan

(1) Lukaziewicz se sert d'une solution de sublimé à 5 % ; il en injecte un centimètre cube tous les huit jours. Quatre à huit injections ont suffi pour les cures.

(2) SCARENZIO et RICORDI. *La Méthode hypodermique dans la cure de la syphilis.* 1 vol. Bruxelles, 1869.

(3) SMIRNOFF. *Développement de la méthode de Scarenzio.* Helsingfors, 1886 (Broch. en français).

résolu de la méthode de Scarenzio, l'a étudiée et
jugée avec une absolue impartialité et admet son
emploi dans les cas de syphilis grave. M. Du Castel
a émis des opinions qui se rapprochent beaucoup
de celles de M. Fournier. L'espace nous manque pour
rappeler les discussions auxquelles a donné lieu
l'emploi de cette méthode ; telle qu'elle est, avec
ses avantages et ses inconvénients, tout médecin
appelé à traiter des syphilitiques doit aujourd'hui la
connaître.

*Matériel d'injection ; véhicules ; préparations mer-
curielles.* — Le calomel à la vapeur a été de beaucoup
la préparation la plus employée depuis les premières
recherches de Scarenzio. On le suspendait dans la
glycérine que nous considérons comme un véhicule
à rejeter parce qu'elle est irritante par elle-même
pour les tissus. L'eau gommeuse, préconisée par Watraszewski, peut fort bien servir de véhicule pour les
poudres mercurielles, quand elle a été convenablement préparée et stérilisée. L'huile d'olive épurée et
stérilisée, la vaseline liquide nous paraissent préférables à tous les autres véhicules.

Les préparations mercurielles à employer sont
très nombreuses, nous ne parlerons que de celles
qui nous ont paru le plus recommandables. Elles
peuvent être toutes formulées comme le calomel dans
le mélange suivant :

Calomel.............................. 1 gr. 50
Huile d'olives ou vaseline............ 15 cent. cubes

soit à peu près 10 centigrammes de poudre par
seringue de Pravaz contenant un centimètre cube de
liquide.

Les différentes préparations mercurielles sont,

comme on le sait, d'une richesse très inégale en
mercure. Le calomel, l'oxyde jaune contiennent beaucoup plus de mercure que le tannate, par exemple.
Cette particularité constitue un véritable avantage
pour leur emploi, car la masse à injecter sera beaucoup moins considérable.

Avant d'être incorporée dans l'huile, la poudre
mercurielle doit être finement porphyrisée, lavée à
l'alcool bouillant, puis séchée à l'étuve.

Scarenzio et Ricordi, puis Smirnoff, ont employé
le calomel à la vapeur. On peut dire que ce sel n'a
pas encore été détrôné ; il cause des douleurs vives,
qu'il soit injecté sous la peau ou dans le muscle,
mais son action est toujours énergique et parfois
héroïque. Watraszewski (1) a montré que l'oxyde jaune
cause moins de douleurs et la même remarque a été
faite après lui par la plupart des auteurs. En France,
il a été beaucoup employé, notamment dans les
hôpitaux de la marine (2). Le salicylate de mercure (3)
peut être rapproché du calomel au point de vue
de l'activité. On peut l'employer à peu près aux
mêmes doses. Parmi les nombreux sels nouvellement
préconisés, c'est un de ceux qui nous ont paru à la

(1) On trouvera la bibliographie antérieure à 1888, faite d'une
manière complète dans la thèse de Sibilat : *Traitement de la
syphilis par la méthode de Scarenzio.* Th. de Paris, 1888. Nous
recommandons aussi le livre de M. Eudlitz : *Traitement hypodermique de la syphilis*, par les sels mercuriels en général et
le sozoiodolate de Hg en particulier (Th. de Paris, 1893).

(2) GALLIOT. Traitement de la syphilis par les injections
intra-musculaires et périodiques d'oxyde jaune dans l'huile de
vaseline (*Journal des nouveaux remèdes*, 1890). — MACLAUD,
même sujet (Th. de Bordeaux, 1890). — CHEMINADE, Th. de
Bordeaux, 1889. — MOREL-LAVALLÉE, *Revue internationale de
thérapeutique*, 1873.

(3) Galeriu. *Du salicylate de mercure dans le traitement de
la syphilis* (Th. de Paris, 1893).

fois le plus maniable et le plus énergique ; nous le
préférons au thymol-acétate (1) que nous avons
également expérimenté. Les oxydes rouge et noir,
le protoiodure, le cinabre, le phénate, le sozoiodolate (2), le benzoate, le tannate, le résorcino-acétate
(Ullmann), le tribromo-phénacétate (Ullmann), etc.,
ont été également employés en injections massives
avec des fortunes diverses. Mais ce sont surtout les
premières préparations dont nous avons parlé qui se
partagent la faveur des médecins. Enfin une place à
part doit être faite au mercure à l'état métallique dont
l'emploi, tenté autrefois par Luton et Furbringer, a
été de nouveau repris sur une grande échelle depuis
les travaux de Lang.

Sous les noms d'*oleum cinereum* ou d'*huile grise*, le
mercure a été formulé de diverses manières :

Neisser a indiqué une formule que nous avons
beaucoup employée et avec laquelle on obtient une
division très grande du mercure. « Le mode opératoire de cette préparation consiste à éteindre le
mercure au moyen de la teinture éthérée de benjoin ;
je prolonge l'agitation pendant 15 ou 20 minutes.
Quand la division est suffisante, j'enlève exactement
toute la teinture éthérée qui surnage et je continue à
agiter vivement pendant 10 ou 15 minutes. On peut
alors ajouter l'huile de vaseline directement au
mélange, peu à peu, et en agitant chaque fois. Ce

---

(1) Senator, Lowenthal, Welander, Barthélemy, Ducastel, etc.
(2) Schwimmer et Eudlitz ont employé la solution suivante :

Sozoiodolate de Hg................... 0 gr. 80
KI.............................. 1,60
Aq. dist........................ 10

Chaque seringue de Pravaz contient 8 centigrammes de sozoiodolate.

mélange simple peut suffire. Cependant je termine la préparation au mortier pour incorporer la petite partie de vaseline pure que M. Balzer a introduite dans la formule. Ainsi conduite, la préparation de l'huile grise benzoïnée peut-être effectuée en moins d'une heure » (1). La formule est la suivante :

```
Hg purifié............................. 20 gr.
Teinture éthérée de benjoin............  5 gr.
Vaseline liquide....................... 49 gr.
```

Chaque centimètre cube contient 36 centigrammes de Hg. En général, cinq ou six injections suffisent. On injecte deux ou trois petites divisions de la seringue de Pravaz, soit 5 ou 6 centigrammes de Hg.

Voici encore deux autres formules de l'huile grise également très bonnes :

```
Hg................................... 19,50
Onguent mercuriel...................  1
Vaseline solide ....................  2,50
```

Éteignez Hg et ajoutez :

```
Vaseline solide.....................  7
Vaseline liquide.................... 20 (VIGIER)
```

Cette préparation contient 40 % de mercure.

```
Mercure purifié..................... 20 gr.
Lanoline...........................  5
Vaseline liquide................... 35 gr.
```
(BROUSSE et GAY.)

Cette préparation contient 50 % de mercure : elle est bien supportée par les tissus. Nous l'employons très fréquemment aujourd'hui à cause de la facilité de son exécution par le pharmacien (2).

(1) BEAUSSE. *Bulletin médical*, 26 septembre 1888.
(2) Paul RAUGÉ. *Bulletin médical*, 1888, page 1045. — BALZER et REBLAUB, *Bulletin médical*, 1888, p. 1219. — BRIEND. Th. de Paris, 1888. — E. HIRTZ. *Soc. des Hôp.* 25 janvier 1889. — BROUSSE et GAY, *Gaz. hebd. de Montpellier.* 1891. — FONTAN.

Lieux des injections et manuel opératoire. — La région préférable est la fesse (Smirnoff). On fera les injections sur le trajet des deux lignes suivantes : le grand trochanter étant pris comme point de repère on trace, comme l'indique M. Galliot, une première ligne horizontale passant à deux bons travers de doigt au-dessus du grand trochanter et allant rejoindre une seconde ligne verticale située dans le tiers postérieur de la fesse, en moyenne à quatre ou cinq travers de doigt du bord postérieur du grand trochanter. Nous les faisons presque toujours sur le trajet de cette seconde ligne.

La région lombaire supporte mal les injections. Lang les fait dans les régions interscapulo-vertébrales. Pour lui, les muscles de la fesse contiennent des veines trop volumineuses, d'où le danger des embolies. Il trace une ligne verticale à quatre centimètres de la ligne médiane et fait une série d'injections sur le trajet de cette ligne qui est strictement limitée à la région dorsale. Il peut faire 5 ou 6 injections de chaque côté. Si le cas nécessite un plus grand nombre d'injections, il trace une seconde ligne un peu en dehors de la première, de manière à éviter toujours de faire de nouvelles injections dans les anciens foyers.

On peut faire les injections dans le tissu cellulaire sous-cutané, mais il vaut bien mieux les faire dans le muscle dont le tissu supporte beaucoup mieux le mercure (Soffiantini).

Les instruments, seringue et canule, doivent être d'une asepsie irréprochable. L'aiguille doit être par-

Arch. de Méd. navale, 1889. — Huot. Th. de Montpellier, 1890 — Paul RAYMOND. *Gaz. des hôpitaux*, n° 79. 1892. — JULLIEN. *Congrès de Derm. de* 1889. — THÉRAULT. Th. de Paris, 1893. — MASSINI, *Corresp. Bl. f. Schweizer Aerzte*, p. 627. 1893. — LANG, *Centralb. f. die Gesammte Therapie*, 1891, H. 1.

faitement perméable, et il faut s'en assurer en regardant à contre-jour. Si elle était obstruée légèrement même par du liquide, cela pourrait suffire pour
empêcher l'ascension du sang au cas où l'on pénétre-
rait dans un vaisseau. L'aiguille enfoncée, il faut
attendre pendant quelques instants et même regarder
au fond de l'armature pour s'assurer qu'il ne vient
pas de sang. Il ne faut jamais oublier que certains
auteurs ont signalé dans ces conditions la pénétration du mercure dans les vaisseaux et la production
d'embolies pulmonaires inquiétantes. Ce temps
d'attente est donc absolument nécessaire. Depuis
que nous faisons des injections mercurielles massives, il ne s'est pas passé d'année où il ne nous soit
arrivé plus d'une fois de pénétrer dans un vaisseau
et de voir le sang sourdre à l'armature de la canule.
Grâce à ce temps d'attente, nous avons toujours évité
l'embolie. Nous redoublons d'attention à ce point de
vue quand nous avons affaire à des sujets variqueux
ou à des femmes enceintes. Du reste, comme l'a dit
M. Besnier, cette précaution devrait être prise pour
toutes les injections hypodermiques sans excep-
tion.

Pour faire l'injection, nous faisons coucher le malade sur le côté opposé à celui qui sera piqué, le dos
regardant l'opérateur. La cuisse et la jambe sont
étendues. La région bien délimitée est lavée, si cela
est nécessaire, au savon et à la liqueur de Van
Swieten.

L'aiguille doit en moyenne avoir cinq centimètres de longueur pour les injections de la fesse.
On l'enfonce perpendiculairement jusque dans le
muscle à une profondeur variable suivant les sujets;
on s'arrête quand on perçoit la consistance spéciale

du muscle. Après le temps d'attente on ajuste la seringue sur le piston de laquelle le curseur a été arrêté à la hauteur voulue. L'injection est faite lentement. On pince ensuite la peau sur l'aiguille et en retire celle-ci d'un mouvement rapide sans appuyer sur le foyer d'injection pour ne pas faire remonter le mercure dans le trajet de l'aiguille. Pas de massage du foyer. Après l'injection on applique une rondelle d'emplâtre de Vigo sur le point piqué.

Ce manuel opératoire peut se résumer de la façon suivante :

1° S'assurer de la perméabilité et de la vacuité de la canule et l'enfoncer séparément jusque dans le muscle.

2° Temps d'attente afin d'être certain qu'on n'a pas pénétré dans un vaisseau.

3° Ajuster la seringue et faire l'injection lentement.

4° Retirer la canule en pinçant la peau sur l'aiguille et appliquer une rondelle de Vigo.

Après l'injection, si le malade est à l'hôpital, il peut s'aliter, mais cela n'est nullement nécessaire. Toutefois si le malade garde le repos couché ou assis, ou même s'il évite de trop marcher, les douleurs sont beaucoup moins vives. Si elles sont fortes, le meilleur moyen de les soulager, c'est de garder le repos et d'appliquer des compresses d'eau fraîche fréquemment renouvelées au lieu d'injection. Il est rare qu'il soit nécessaire de recourir à l'emploi de la vessie de glace. Le thermomètre a démontré que les injections sont suivies d'une élévation de température qui dure un jour, quelquefois deux à quatre jours suivant l'intensité du processus local.

Transformations du mercure; ses effets sur les tissus. — L'action du mercure injecté ne se fait pas

attendre, si l'on en juge par les douleurs qui se font
sentir une ou deux heures après l'injection. Pour
être absorbés, ainsi que l'a montré M. Merget, tous
les sels (solubles ou insolubles) et oxydes de mercure doivent être transformés en mercure métallique (1).

Cette transformation totale est assez rapide dans
les premiers jours ; elle se ralentit ensuite et deux
ou trois semaines après l'injection on peut retrouver
dans le liquide du foyer des cristaux de calomel
parfaitement reconnaissables. On trouve en même
temps du mercure réduit sous forme de fines granulations. Si l'on a injecté de l'huile grise, elle se retrouve en gouttelettes très petites emprisonnées
dans l'huile, la vaseline ou la lanoline, ou dans les
éléments cellulaires. En somme, la préparation in-
jectée est toujours absorbée à l'état de mercure
amené à l'état de très fines granulations, mais il est
plus difficile de savoir ce qu'il devient ensuite, s'il
est absorbé en cet état et volatilisé à travers l'organisme, comme le démontre M. Merget, ou bien s'il se
combine avec les sels de l'économie pour former des
composés solubles et circulant sous cette forme.

Quoi qu'il en soit, les lésions sont toujours les
mêmes au foyer d'injection : la masse mercurielle
provoque invariablement dans les tissus la formation
d'un abcès. Il a été démontré que le mercure pur

(1) Les réactions qui se passent sont les mêmes qu'avec les
préparations solubles et l'identité des phénomènes inflammatoires s'explique facilement par l'identité des conditions dans
lesquelles ils prennent naissance. En contact avec les albuminoïdes du sérum, le sel mercureux se dédouble en mercure
métallique et en bichlorure. Le mercure réduit est disponible
pour l'absorption à l'état de vapeurs mercurielles ; quant au
bichlorure il subit la série des réactions qui ont été décrites
plus haut.

est pyogène (1). Le pus offre deux aspects particuliers : s'il s'agit de malades qui gardent un
repos absolu, le pus est jaunâtre, crémeux, absolument semblable au pus louable des abcès chauds.

S'il s'agit au contraire de malades non alités prenant plus ou moins d'exercice le pus est de couleur
chocolat, hématique, coloré par un grand nombre
de globules rouges ; les mouvements, les trauma-
tismes légers produisent évidemment des ruptures
dans les vaisseaux enflammés des parois du foyer.

Dans beaucoup de cas, le pus s'amasse dans une
cavité plus ou moins régulière et se résorbe sans
lésions destructives. Mais souvent aussi on a pu
trouver dans le pus des abcès des débris de tissu
conjonctif, des vaisseaux oblitérés par des caillots,
des débris de fibres musculaires, en un mot des in-
dices indéniables d'un travail de fonte purulente et
de nécrose. Toutefois dans les examens microscopiques nous avons pu constater que les lésions de
dégénérescence n'atteignent dans les foyers intra-
musculaires que les fibres immédiatement en contact avec le liquide et il est probable que leurs altérations qui consistent en un état de dégénérescence
vitreuse ou colloïde ne vont pas toujours jusqu'à la
destruction de la fibre.

Ce processus inflammatoire d'abord assez intense,
se calme naturellement à mesure que la masse mercurielle diminue par l'absorption ; le pus se résorbe
et les parois du foyer s'accolent et se cicatrisent.
Mais dans un bon nombre de cas il reste pendant
assez longtemps une certaine quantité de mercure

(1) DE CHRISTMAS. *Recherches sur la suppuration.* Thèse de
Paris. 1888. —BALZER et THIROLOIX. *Médecine Moderne,* juillet, 1890.

qui est enkystée dans le foyer par suite de l'oblitération des vaisseaux de sa paroi.

Le fait est important à connaître, parce qu'il nous
explique les accidents d'intoxication qui se sont produits dans quelques cas, par suite de la résorption
ultérieure de ce mercure longtemps après les injections. De là aussi l'indication d'espacer davantage les
injections à mesure qu'elles sont faites en plus grand
nombre. Enfin dans un certain nombre de cas, et surtout dans les injections faites dans l'hypoderme, la
sécrétion purulente devient de plus en plus abondante et à l'extérieur la fluctuation devient manifeste. Toutefois il ne faut pas se hâter d'ouvrir ces
abcès; le plus souvent ils se résorbent. Le fait est la
règle pour le foyer intra-musculaire. L'abcès sous-
cutané peut, au contraire, s'ouvrir à l'extérieur : il
vaudra mieux ne pas attendre son évacuation spon-
tanée. On pratique une simple ponction avec ou sans
aspiration, et le plus souvent cette évacuation du
trop-plein de la suppuration suffit pour amener la
résorption du reste et la guérison rapide de l'abcès.
Il est toujours prudent de prévenir les malades de la
possibilité de cet accident, mais le médecin n'a
pas beaucoup à s'en effrayer, car ces abcès aseptiques
guérissent avec une grande facilité.

Dans un cas nous avons vu en 1891 un abcès de la
fesse prendre des proportions sérieuses. L'injection avait été faite dans le muscle et les jours suivants il se produisit un empâtement considérable de
la fesse remontant jusqu'aux lombes et descendant à
la partie inférieure de la cuisse. L'application de ves-
sies de glace fut impuissante cette fois à calmer cette
inflammation. Au bout de quelques jours, redoutant
des décollements étendus, nous nous décidâmes à

faire une ponction aspiratrice. Le trocart de l'appareil Potain fut enfoncé à la place même de la piqûre et à une même profondeur de trois centimètres. Nous retirâmes ainsi un bon demi-verre de pus couleur chocolat. Le soulagement fut immédiat. La ponction aspiratrice fut renouvelée deux autres fois au même point et le malade guérit rapidement et complètement. Le pus ensemencé par M. Souplet contenait des microbes pyogènes. Nous avons tenu à rapporter ici ce fait exceptionnel, mais très instructif, parce qu'il montre quels soins il faut prendre des instruments qui dans ce cas ont été, suivant nous, la cause du phlegmon, et surtout parce qu'il prouve que la présence du mercure, même en proportions relativement considérables peut bien rendre les abcès septiques moins graves, mais ne s'oppose pas d'une manière absolue à leur développement [Auché (1)].

Doses et intervalles des injections. — L'examen de ce processus nous fait comprendre que les doses de chaque injection doivent être faibles, car il est nécessaire de ne pas donner au foyer une extension trop grande. D'autre part il ne faut pas s'exposer à des accidents d'intoxication qui peuvent être immédiats ou tardifs suivant le mécanisme que nous avons exposé. Il se peut, en effet, que le résidu de mercure, partiellement enkysté après une première injection, se résorbe au moment où l'on procède à la troisième ou à la quatrième. Les intervalles des injections doivent donc être assez longs, d'autant plus longs qu'on multiplie davantage les injections.

La dose unique de 40 centigrammes prescrite au-

(1) Auché. Action des vapeurs mercurielles sur quelques variétés de microbes pathogènes (*Gaz. hebd. des Sc. méd. de Bordeaux*, n° 25, 1894).

trefois par Scarenzio était trop forte et déterminait
constamment des nécroses étendues. La double injection de 10 centigrammes dans chaque fesse prescrite par Smirnoff est également beaucoup trop
forte. Il faut s'en tenir aux doses plus faibles employées par Watraszewski, Bertarelli, Lang, etc. La
dose de 10 centigrammes de calomel ou de mercure
doit être considérée comme un maximum à réserver
pour les cas graves. Les doses moyennes doivent
être de 7, 5 ou 3 centigrammes, suivant les cas;
elles suffisent pour la pratique courante (1).

Si l'on peut injecter parfois sans inconvénient des
doses supérieures, c'est que la masse mercurielle
s'enkyste dans les tissus dont les vaisseaux s'obli-
tèrent. On a injecté ainsi, non seulement des doses
de 40 centigrammes, comme le faisait Scarenzio, mais
avec le mercure métallique on est allé jusqu'à
1 gramme, 2 grammes, et même 4 et 6 grammes. C'est
qu'en effet, le mercure métallique non divisé s'ab-
sorbe difficilement, mais les dangers redoublent si la
même masse est répartie en plusieurs foyers d'injection et surtout si l'on injecte un sel ou bien du mercure divisé dans l'huile. Certains abus thérapeutiques
de ce genre ont entraîné des intoxications graves et
même la mort dans plusieurs cas et n'ont pas peu
contribué à discréditer injustement la méthode des
injections.

Le renouvellement de ces déplorables erreurs nous

(1) Nous devons signaler une erreur que nous avons relevée
dans plusieurs ouvrages de thérapeutique : les auteurs indiquent à propos de l'huile grise une dose beaucoup trop forte
en disant que l'on peut injecter une seringue entière de Pravaz,
ce qui représente 40 ou 50 centigr. de mercure. Cette erreur
provient de ce qu'ils ont assimilé à tort l'injection d'huile grise
aux injections de calomel ou d'oxyde jaune.

fait un devoir d'insister sur cette question. Manifestement il provient de ce qu'on oublie les notions
fournies sur le dosage et l'action du mercure par
l'emploi des autres méthodes. On peut considérer
comme certaine la production d'accidents, lorsqu'on
injecte des doses de mercure telles qu'elles produi-
raient sûrement l'intoxication si on pouvait les faire
absorber par une autre méthode, si, par exemple, on
les ingérait dans le tube digestif à doses fractionnées. Quelle que soit la voie d'introduction, la dose
de mercure doit être faible, si elle est administrée de
façon à être absorbée tout entière et rapidement.

La méthode des injections massives doit être basée
sur cette notion et la dose à injecter dans un temps
donné peut être d'autant mieux établie que nous
pouvons la fixer en nous basant sur l'emploi des injections de préparations solubles. Vingt-cinq à trente
centigrammes de sublimé en injections quotidiennes
suffisent pour une cure dans un cas d'intensité
moyenne (1). La même dose de calomel ou de mercure
sera répartie en quatre, cinq ou six injections dans
l'espace d'un mois. Jadis Scarenzio et Smirnoff ont
proposé d'injecter 40 centigrammes de calomel, mais
cette quantité était pour eux plus que suffisante pour
faire disparaître les manifestations de la syphilis
dans la grande majorité des cas. Il se proposaient en
outre avec cette dose d'enrayer l'évolution de la maladie et de prévenir les récidives. L'expérience a
montré que cette espérance était illusoire pour le
plus grand nombre des cas et Watraszewski a très
justement réduit les doses injectées pour une cure à
une moyenne de 25 à 30 centigrammes.

(1) Lewin, Liégeois, Martineau, Stoukowenkoff, Salsotto,
Jullien, etc.

En résumé, pour l'adulte et dans un cas d'intensité moyenne, on peut injecter 7 centigrammes par semaine de calomel, d'oxyde jaune, ou de mercure, ou bien encore 5 centigrammes tous les cinq jours. Mais à partir de la troisième injection il sera prudent, à cause des reliquats des injections antérieures qui sont absorbés simultanément dans plusieurs foyers, de porter à dix ou quinze jours la durée des intervalles entre chaque injection. Cela est d'autant plus indiqué que le plus souvent dès la seconde ou la troisième injection il s'est produit une grande amélioration dans les accidents en cours d'évolution (1).

S'il s'agit d'une vérole intense, à manifestations dangereuses ou rebelles, cette manière de procéder doit peu varier. On pourra tout au plus pousser les doses aux deux premières injections jusqu'à 10 centigrammes ou bien donner des doses de 5 centigrammes à des intervalles plus rapprochés. La dose totale nécessaire pour la cure doit très peu changer, car la résistance du malade à la mercurialisation thérapeutique, il n'est pas besoin de le dire, est difficile à connaître et les accidents d'intoxication

(1) Voici la pratique de M. Lang : Il n'injecte en un seul point que cinq centièmes de centimètre cube de son huile grise à 5û 0/0 de mercure, soit deux centigrammes et demi de Hg. Pendant la première semaine, on fait trois séances d'injection; les suivantes ne reviennent que tous les huit ou quinze jours. Une cure efficace se compose de huit et au plus de seize injections. Dans un traitement très énergique, on fait dans le courant de la première semaine, deux, quatre ou six injections de 0,05 de centimètre cube d'huile grise. Les semaines suivantes, on ne fait plus qu'une injection de la même dose par semaine et finalement les injections sont espacées à des intervalles de dix à quinze jours.

M. Lang estime à une moyenne de dix à douze injections la première cure de la syphilis; pour les récidives, il en faut de quatre à huit.

peuvent apparaître soudainement. Ce n'est donc que dans les cas de syphilis intense que l'on portera les doses à 40 ou 50 centigrammes pour une cure par injections. Et si décidément on voit que le mal résiste au mercure, il vaut mieux s'arrêter quand ces doses sont atteintes et se borner à l'iodure de potassium. On reviendra plus tard au mercure après un repos suffisant de quelques semaines. Dans ces cas, le traitement mercuriel ne peut plus être continu; il faut instituer des cures successives avec intervalles de repos.

Une cure dans un cas d'intensité moyenne par les injections mercurielles massives peut donc se résumer de la manière suivante :

1° Il faut se soumettre au principe qui règle toutes les médications hypodermiques par les poisons : emploi de petites doses de mercure, 3, 5, 7, 10 centigr. au plus pour l'adulte.

2° Cet emploi peut être fixé par la médication par les injections solubles, non seulement pour la dose totale à injecter, mais pour le temps de la cure : pour un cas moyen, la dose doit être de 1 centigramme par jour, et en tout de 25 à 30 centigrammes répartis en quatre ou six injections dans l'espace de 4 à 5 semaines. Dans un cas grave, il ne faut pas beaucoup s'écarter de ces doses, les augmenter d'un quart ou d'un tiers au plus, en surveillant de près la médication.

3° Les doses totales de 40, 50, centigrammes, nécessaires parfois pour certains cas rebelles, seront réparties dans un espace de temps beaucoup plus considérable, sauf pour les premières injections. A partir de la troisième, il faudra des intervalles d'une dizaine de jours et plus tard de quinze jours.

Objections aux injections mercurielles massives. — Nous croyons pouvoir être très bref sur ce point; les stomatites graves, gangreneuses qui ont été signalées, les diarrhées dysentériformes, n'appartiennent pas spécialement à ce mode de traitement. Les cas de mort qui ont été publiés ne sont pas imputables à la méthode, mais à l'abus qui en a été fait quelquefois. Il ne faut pas d'ailleurs oublier que les autres modes de mercurialisation ont aussi causé la mort : tous exigent un examen attentif du malade et la surveillance de la médication.

La pénétration de l'aiguille dans les vaisseaux et l'embolie pulmonaire peuvent être évitées avec des soins minutieux dans le manuel opératoire. Les abcès ouverts au dehors sont extrêmement rares avec l'injection intra-musculaire. Les douleurs, les nodosités sont parfois très pénibles pour le malade; mais somme toute elles varient beaucoup d'intensité avec chaque injection. Le plus grand nombre des injections est facilement toléré, surtout avec l'huile grise.

Avantages des injections mercurielles massives. — Le principal avantage de ces injections sur les injections de préparations solubles est de supprimer pour le malade l'appréhension et les ennuis des souffrances renouvelées chaque jour. En outre elles sont plus énergiques dans leurs effets; la mercurialisation est obtenue par des doses fortes dont les effets très actifs immédiatement se prolongent ensuite en s'atténuant. La majorité des auteurs comparent pour l'énergie du traitement les injections mercurielles massives aux frictions. Dans les deux méthodes le mercure est employé à des doses fortes qui expliquent l'analogie des effets. Mais les injections mercurielles massives l'emportent de beaucoup pour la précision du dosage et la certitude des effets thérapeutiques. Elles sont également supérieures à ce point de vue au traitement par ingestion.

Ce n'est pas à dire pour cela qu'elles doivent être toujours substituées aux autres méthodes. Il faut y renoncer dans les cas où l'emploi d'une médication énergique est impossible : albuminurie, carie dentaire étendue, gingivite chronique, grossesse, scrofule, cancer, etc.

Elles sont particulièrement précieuses parce qu'elles répondent à certaines exigences du traitement de la syphilis ; elles imposent ce traitement aux malades d'hôpital si souvent indociles ou négligents.

Elles conviennent pour les accidents graves réclamant une cure prompte, énergique, qui les maîtrise en peu de temps. Elles conviennent aussi pour les éruptions sur lesquelles les injections de calomel et de salicylate de mercure ont une action si souvent remarquable. Elles sont indiquées dans les manifestations graves, telle que syphilides ulcéreuses, syphilis cérébrale ou oculaire.

Mais *une fois l'effet principal obtenu*, on peut continuer la mercurialisation avec les autres méthodes pour les cures suivantes.

On obtiendra aussi d'utiles effets en combinant les méthodes de mercurialisation. Si nous supposons, par exemple, un malade qui suit une cure par l'ingestion mercurielle, il est avantageux de lui faire au cours de cette cure une ou deux injections massives qui viennent renforcer l'action thérapeutique de l'ingestion.

En résumé, il ne faut voir dans les injections qu'un mode de mercurialisation qui ne l'emporte sur les autres que par la supériorité d'action que donne l'introduction par la voie sous-cutanée à tous les médicaments. Comme nous l'avons dit ailleurs, le mercure reste toujours le mercure, et il n'acquiert point des propriétés nouvelles, parce qu'il est introduit par la voie sous-cutanée. Il est donc inutile de s'attarder à discuter les avantages de tel ou tel procédé de mercurialisation. Nous devons les connaître et les manier tous et savoir nous en servir pour chaque cas particulier. Le même problème se pose pour chaque malade : le mercure est-il absorbé en quantité suffisante pour agir? Si ce but est atteint, la méthode employée est bonne et l'on peut s'y tenir. On obtiendra dès lors d'aussi bons résultats avec le traitement par ingestion qu'avec tout autre et il faudra le préférer aux frictions qui répugnent aux malades et aux injections qui leur causent des souffrances. Enfin il ne faut jamais oublier que la cure mercurielle, si énergique que la réclament les circonstances, doit toujours s'arrêter aux confins de l'intoxication.

CHAPITRE IX

L'iode.

L'iode est le second spécifique de la syphilis. Préconisé par Wallace et Lugol (1837), Ricord, Trousseau etc., il est employé le plus souvent sous forme d'iodure de potassium. Rapidement absorbé, il est décomposé avec la plus grande facilité et forme des combinaisons nouvelles avec l'albumine et les sels de l'économie. On admet qu'il forme surtout des composés albumino-iodés et de l'iodure de sodium, et c'est sous cette forme qu'il est éliminé par l'urine. Mais si sa composition et ses propriétés favorisent au plus haut point l'absorption et la diffusion de l'iode dans l'économie, ces mêmes propriétés hâtent singulièrement son élimination. Dans l'organisme, l'iode imprègne tous les tissus, mais sa répartition est *très inégale*, comme celle du mercure; il s'accumule surtout dans certains parenchymes, glandes salivaires, poumon, rein, très peu dans le cerveau. Quelques minutes après son absorption, on le trouve dans l'urine par la réaction bien connue de l'iodure d'amidon obtenu en présence de l'acide nitrique. Au bout de vingt-quatre ou trente-six heures l'élimination de l'iode est complète et on peut retrouver presque en totalité dans l'urine la dose absorbée. L'iode le plus souvent est bien toléré, même dans le cas de lésions des reins. On a donné l'iodure de potassium à des doses colossales qui nous mettent en droit de conclure à la faible toxicité de ce remède pour la majorité des individus.

Les préparations employées sont nombreuses : les iodures de potassium, de sodium, d'ammonium, de calcium, de rubidium, de fer, d'amidon, etc... L'iodure de potassium est encore le plus fréquemment prescrit; la substitution des iodures de sodium, de calcium qui a été proposée par plusieurs auteurs ne présente pas une grande importance en ce qui concerne le traitement de la syphilis. La teinture d'iode a été également préconisée, mélangée à des vins alcooliques, au cognac, etc. M. Charcot a eu lieu parfois de la préférer à l'iodure de potassium dans le traitement de la syphilis cérébrale. L'iodol a aussi été prescrit à la dose de 1 à 3 ou 4 grammes (Schwimmer, Szadeck); nous avons essayé cette préparation sans constater d'avantage marqué sur les iodures. L'iodoforme a été fréquemment utilisé, mais ce composé iodé n'est pas à comparer aux iodures; c'est un agent spécial qui peut être employé, mais dont les propriétés toxiques sont à redouter. Les doses de 50 centigrammes à 1 gr. 50 d'iodoforme ne doivent pas être dépassées.

La dose moyenne pour les iodures de potassium et de sodium qui sont le plus souvent employés est de 1 à 4 grammes par jour. La dose forte est de 6 à 12gr. Les doses de 15 grammes et au-dessus peuvent être prescrites parfois dans des cas exceptionnels. On est allé jusqu'à 60 grammes dans le traitement du psoriasis (Hashund). Wolf (de Strasbourg) est allé jusqu'à 50 grammes dans le traitement de certains accidents tertiaires, dose continuée pendant trois mois. La toxicité de ce sel, comme on le voit, est à peu près nulle.

On peut le formuler de la manière suivante :

KI................... .... 35 gr.
Eau distillée......................... 500

La cuillerée à bouche de cette solution contient exactement un gramme du médicament. Le malade peut la prendre sans autre apprêt immédiatement avant le repas. Pour masquer la saveur désagréable de l'iodure, on peut encore le mélanger avec du lait qui le fait tolérer d'une manière remarquable, avec de la bière ou un peu de café. Le plus souvent on le prescrit dans du sirop d'écorces d'orange, ou encore dans les sirops de réglisse, de mélasse, de café, etc. ; quelquefois on peut l'additionner d'une liqueur telle que le curaçao ou l'anisette.

Inconvénients de l'iode: iodisme (1). — Malgré cette tolérance remarquable de l'organisme pour l'iode et en particulier pour l'iodure de potassium, cette médication présente divers inconvénients, communs à la plupart des malades, mais qui prennent chez quelques-uns des proportions telles que l'on est parfois obligé de renoncer à prescrire tout traitement par l'iode. Les accidents qu'il cause peuvent se produire séparément ou simultanément du côté des voies digestives, de la peau et des muqueuses. Il est plus rare d'observer des accidents du côté du système nerveux, pouvant revêtir la forme de l'urémie convulsive ou comateuse, ou un état rappelant la paralysie générale ou l'hypocondrie.

1° *Troubles digestifs.* — Chez beaucoup de malades les iodures sont très bien tolérés par l'estomac, même à doses élevées; parfois même il y a augmentation de l'appétit. Mais chez quelques-uns, il y

(1) E. BRADLEY. *L'Iodisme.* Th. de Paris, 1887.

a du dégoût des aliments, une saveur métallique persistante, de la dyspepsie plus ou moins douloureuse, parfois des nausées et des vomissements. Chez certains malades, on peut faire cesser ces accidents en prescrivant l'iodure par la voie rectale qui tolère bien l'iodure de potassium.

2° *Eruptions cutanées* (*iodides*). — On a pu dire assez justement que l'iode pouvait reproduire toute la série des éruptions cutanées : l'urticaire, les érythèmes variés, des œdèmes à la face notamment, plus rarement généralisés, des éruptions bulleuses parfois avec ulcérations végétantes (Hallopeau), le purpura localisé principalement aux membres inférieurs; des dermites suppuratives diverses, l'acné avec des boutons plus ou moins gros, parfois furonculeux, se développant à la face souvent et parfois sur tout le corps. Ces lésions suppuratives de la peau commandent d'instituer pendant le traitement des soins de propreté minutieux, une asepsie cutanée aussi rigoureuse que possible, car avec l'iode interviennent les microbes pyogènes préexistants à la surface de l'épiderme.

3° *Inflammation des muqueuses.* — Chez presque tous les sujets l'iodure de potassium détermine au début du traitement du coryza plus ou moins intense avec flux séreux. Souvent ce coryza s'accompagne de larmoiement, d'un certain degré de conjonctivite, de céphalalgie avec douleurs prédominant au niveau des sinus frontaux et amenant souvent l'insomnie. Ces accidents cèdent le plus ordinairement au bout de quelques jours; l'accoutumance s'établit et le traitement bien toléré peut même être accentué en énergie sans inconvénients nouveaux.

On a depuis longtemps noté que chez certains sujets les symptômes de coryza et de malaise général qui l'accompagnent ne sont pas notablement plus accentués si l'on commence le traitement avec doses fortes que si l'on donne des doses relativement faibles. Tel sujet qui souffre d'un coryza violent avec 1 gramme de KI, en souffre moins si l'on commence d'emblée par 4 ou 5 grammes.

Le fait est utile à retenir quand on connaît le malade que l'on traite. Mais si l'on se trouve en présence d'un sujet qui n'a jamais pris d'iodure, ce dont il faut toujours s'informer, il est plus prudent de commencer par des doses faibles, car il peut survenir parfois des accidents graves au début d'un traitement.

Sous le nom de grippe iodique, M. Fournier a décrit une forme de coryza iodique avec pharyngo-laryngite très intense, enrouement, dyspnée forte, tuméfaction de la face et en même temps fièvre, anxiété, insomnie, en un mot tous les signes d'un état inquiétant dû à l'absorption de l'iodure et que sa suppression améliore promptement en deux ou trois jours (1).

Les accidents mortels sont rares; on cite deux faits d'œdème laryngé avec congestion pulmonaire observés par Huchard, Legendre et Gouguenheim et par Lawrie-Adair (2). Parmi les phénomènes d'intoxication grave, l'état du pouls doit appeler l'attention; il est faible, dépressible, extrêmement accéléré,

(1) L'iode agit fréquemment, comme on le voit, en provoquant brusquement de violentes congestions; aussi plusieurs auteurs voient dans ce fait une contre-indication à son emploi dans certaines localisations de la syphilis, dans les syphilis oculaires, notamment, et dans les syphilis laryngées; il ne faut en tout cas augmenter les doses que d'une manière progressive.

(2) TISSIER. *Annales de médecine*, 1892.

sans qu'il y ait élévation de la température qui peut même être abaissée.

Le coryza iodique s'accompagne souvent de névralgies faciales, de douleurs dans les mâchoires, dans les os malaires, de névralgies dentaires, parfois aussi de sialorrhée légère et de gonflements fluxionnaires des glandes salivaires (oreillons iodiques, Villar).

Enfin l'élimination de l'iode peut encore réveiller certaines affections des voies urinaires, la blennorrhée notamment qui subit souvent, mais non constamment, une exacerbation pendant le traitement ioduré.

Ce n'est que dans les cas d'intoxication grave que l'on observe l'albuminurie, l'hématurie ou l'anurie.

Tous les accidents que nous venons d'énumérer ont été l'objet de plusieurs explications : présence des iodates dans l'iodure de potassium, insuffisance de l'élimination, etc. Ces explications sont peu satisfaisantes avec un agent qui est aussi facilement éliminé que l'iode. Il existe certainement des sujets pour lesquels l'iode est un poison insupportable, sinon dangereux, quelle que soit la forme prescrite. Des doses insignifiantes de 30 centigrammes, de 20 centigrammes, de 10 centigrammes d'iodure amènent aussitôt des phénomènes pénibles qui deviennent intolérables si l'on veut persister dans la médication ou bien augmenter les doses. Il n'y a pas à lutter contre ces idiosyncrasies et à chercher si une préparation iodée ne sera pas mieux supportée que l'autre ; il vaut mieux renoncer à l'iode et ne prescrire que le mercure. Parfois, chez ces personnes, les accidents que l'on observe se présentent toujours de la même manière : tel sujet aura toujours un purpura, tel autre aura toujours des éruptions étendues, un autre

un coryza avec céphalée atroce. On peut procéder
avec toute la prudence possible, prescrire les médicaments qui adoucissent parfois l'action irritante de
l'iode; si l'on est en présence d'un véritable idiosyncrasique, dès que sa dose d'intolérance sera atteinte,
les accidents éclateront plus ou moins violemment.

Pour les autres malades, chez lesquels l'iodisme
revêt des formes moins sérieuses, on peut parfois
utilement essayer les palliatifs recommandés par les
auteurs : le bicarbonate de soude à la dose de 8 à
12 grammes par jour, le bromure de potassium, la
belladone et l'opium qui rendent des services contre
le coryza; les laxatifs, l'antisepsie intestinale par le
salol, le naphtol, le salicylate de bismuth ou le ben-
zonaphtol recommandés par Féré contre les éruptions bromiques; certains malades tolèrent mieux
l'iodure de potassium associé à de faibles doses
d'arsenic, ou bien prescrit dans du sirop de glycose
ou de mélasse. On peut encore prescrire l'iode sous
forme de sirop d'iodure de fer ou de sirop iodo-tannique.

Indications du traitement par l'iode. — C'est à tort
que l'on a souvent considéré l'iode et ses composés
comme le spécifique des accidents tertiaires par opposition au mercure qui restait opposé à la période
secondaire de la syphilis. Il y a là une exagération
évidente : l'iode agit contre la syphilis à toutes ses
périodes. Mais il est certain, d'autre part, que le traitement ioduré trouve plutôt son application pendant
la période tertiaire et que c'est à ce moment qu'il
rend les plus grands services.

Pendant la période secondaire, on peut employer
très utilement l'iodure de potassium (Gouguenheim),
surtout contre certains accidents dénotant l'infection

profonde de l'organisme, contre la céphalée, contre
les douleurs osseuses, périostiques, musculaires et
articulaires, contre les douleurs névralgiques, etc. Il
peut être utile, quoique bien inférieur au mercure,
contre les éruptions; et, quand on est obligé de suspendre pendant assez longtemps le traitement mercuriel pour diverses raisons, on se trouvera bien de
combattre les accidents en cours à l'aide de l'iodure
de potassium. Son utilité est surtout manifeste contre
les éruptions à tendance ulcéreuse.

Mais c'est surtout pendant la période tertiaire que
l'iodure rendra des services importants contre les
ulcères syphilitiques, les gommes, les lésions vasculaires et viscérales, la syphilis du système nerveux, etc.

L'iode étant peu toxique, le dosage et la durée
des cures iodurées peuvent varier beaucoup suivant
les accidents à combattre. Pourtant la durée moyenne
des cures est pour la plupart des auteurs de deux à
quatre semaines.

Plusieurs propriétés de cet agent lui donnent une
valeur inestimable, c'est avant tout sa rapidité d'absorption et sa faible toxicité qui permettent de l'employer d'emblée à hautes doses et d'agir ainsi très
vite dans certains cas pressants. A ce point de vue il
est supérieur au mercure qu'on ne peut pas faire
agir aussi promptement, quelle que soit la voie d'introduction.

Mais si l'action de l'iode peut être énergique et rapide, d'autre part c'est une action à petite portée à
cause de son élimination rapide et complète. Il ne
fait que traverser l'organisme et ce passage rapide
est insuffisant quand il s'agit de combattre une infection aussi tenace que la syphilis. Le mercure de-

meure le spécifique par excellence et la comparaison de ses effets avec ceux de l'iodure de potassium reste à son avantage, à cause de son action plus énergique, plus sûre, plus prolongée : c'est le remède de l'infection. En outre, son action sur les manifestations de la syphilis est supérieure à celle de l'iodure, même à la période tertiaire, et il réussit dans des cas où des médications prolongées par l'iodure de potassium ont échoué complètement.

Il faut reconnaître cependant que les échecs de l'iodure sont souvent explicables par les faibles doses que prescrivent les médecins. De nombreuses observations de lésions tertiaires, ulcères, gommes, scléroses viscérales, tabes même, sont publiées journellement et dans lesquelles les auteurs montrent que le traitement par l'iodure n'a affirmé son efficacité que lorsqu'on est arrivé aux doses de 12 et 15 grammes par jour.

CHAPITRE X

Traitement mixte; cures intensives.

Cette dénomination s'applique au traitement de la syphilis par la mercurialisation et l'iodisation combinées. Le traitement mixte est spécialement indiqué dans les cas graves, où le danger est pressant (gommes pharyngées, syphilis cérébrale). L'énergie de la médication mercurielle étant forcément limitée par la crainte de l'intoxication, on appelle à son aide la médication par l'iode qui est d'emblée maniable à doses massives.

Pour mieux fixer les idées, supposons avoir à traiter un accident grave nécessitant une cure intensive immédiate, par exemple des accidents cérébraux récents ou encore une gomme palato-pharyngée avec menace de perforation. Si le malade n'est pas idiosyncrasique pour l'emploi de l'iodure de potassium, c'est à cet agent qu'il faut séance tenante s'adresser, puisque l'iodure de potassium pénètre dans la circulation en quelques minutes. En même temps il faut faire au malade une injection mercurielle massive de 5 à 10 centigrammes, ou bien s'il y a contre-indication à ce mode de mercurialisation, commencer de suite soit les injections quotidiennes de sublimé, soit les frictions. L'iodure de potassium, médicament non toxique, est rapidement porté aux doses fortes de 6 à 12 grammes par jour. Sauf chez les malades qui ne peuvent tolérer que le mercure, c'est l'iodure de potassium qui sera l'agent principal dans les cures mixtes intensives. L'administration du mercure, agent toxique, reste toujours forcément dans les limites moyennes. Mais il ne faut pas oublier que, même dans les accidents tertiaires, le mercure est le médicament dont l'action curative est souvent la plus efficace, et dans les manifestations graves de la syphilis il faut tâcher de le donner aux doses élevées proportionnelles à la résistance du malade. M. Jullien recommande l'injection de 10 centigrammes de calomel comme traitement d'épreuve avant l'opération des lésions douteuses simulant, par exemple, l'épithélioma. M. Petrini au Congrès de Vienne (1892), en s'appuyant sur un grand nombre d'observations, admet la supériorité du mercure sur l'iodure et pense même que l'iodure entrave jusqu'à un certain point l'action résolutive et parasiticide du mercure, lorsqu'on les administre simultanément ; l'utilité des injections massives comme traitement curatif rapide a été reconnue également pour la syphilis cérébrale (Brousse, Du Castel, Sacaze et Magnol, etc.).

Cette association très rationnelle n'a plus la même utilité au cours de la syphilis à marche régulière. Il vaut mieux alors séparer les deux médications et les prescrire successivement comme nous l'avons dit.

Dans la pratique même du traitement mixte, on s'accorde aujourd'hui à reconnaître qu'il y a avantage à ne pas administrer simultanément le mercure et l'iode. On les fera prendre à des repas différents, si l'on donne le mercure par ingestion, ou bien on fera prendre l'iodure aux repas et l'on prescrira le mercure en frictions ou en injections.

L'ingestion simultanée du mercure et de l'iodure
de potassium trop souvent prescrite dans le traitement
mixte, est généralement mal tolérée par les voies digestives et nous n'avons pas à revenir sur ce que
nous avons déjà dit à ce sujet en parlant du biiodure
du mercure et du sirop de Gibert.

CHAPITRE XI

Spécifiques divers; sérothérapie; Médications auxiliaires.

Nous serons très brefs sur les spécifiques d'une valeur plus ou moins contestée qui ont été préconisés contre la syphilis. A une certaine époque les doctrines antimercurialistes ont beaucoup contribué à la fortune de quelques remèdes végétaux aujourd'hui à peu près abandonnés.

Le bois de gaïac (Delgado, Astruc, Ulrich de Hutten) ne sert plus qu'à faire des extraits pouvant servir d'excipient aux préparations mercurielles; il ne faut pas oublier d'ailleurs que cet extrait est légèrement laxatif et ne convient pas à tous les malades.

Les bois de squine et de sassafras sont oubliés. La *salsepareille* est un tonique utile à prescrire dans l'intervalle des cures mercurielles ou iodurées; elle forme la base de la fameuse décoction de Zittmann, encore fréquemment employée, surtout à l'étranger, dans le traitement de certaines syphilis graves à tendance ulcéreuse. Cette décoction contient du séné qui lui donne une action purgative parfois exagérée; on est alors obligé de supprimer le séné de la décoction. Elle contient aussi des traces de mercure comme le démontre l'analyse. Nous avons pu constater que la décoction de Zittmann a dans quelques cas une réelle utilité que l'on peut expliquer par son action tonique. Mais c'est un remède d'une préparation compliquée, dispendieuse, et d'ailleurs inférieur aux véritables agents antisyphilitiques. Les partisans de la salsepareille, M. Lang notamment, préfèrent employer simplement la décoction concentrée de salsepareille à la dose de 2 à 3 cuillerées par jour

La pilocarpine, employée par Lewin, n'a pas d'action curative.

On ne parle plus du tayuya, ni de l'ichtyol qui a été prescrit à la dose d'un à deux grammes par jour.

Une série de métaux, l'antimoine, le cuivre, le thallium, l'argent, le platine, l'or, etc., ont été essayés autrefois dans le traitement de la syphilis. L'or surtout a été prôné par Chrestien (de Montpellier), Pourchet, Lallemand, etc. Blake White a essayé dans les cas de cachexie syphilitique les injections sous-cutanées d'un sel double de chlorure d'or et d'iodure de manganèse. Chaque goutte de la solution titrée contient une goutte de ce sel. Il en injecte d'abord une, puis deux gouttes avec deux gouttes d'eau phéniquée à 1 0/0. Ces injections sont surtout excitantes, relèvent l'appétit et le pouls ; le malade augmente de poids. Il est nécessaire d'agir prudemment, car dans certains cas on a noté de l'algidité, des troubles nerveux divers, diplopie, vertiges, état nauséeux, parfois un état fébrile spécial. Le chlorure d'or et de sodium paraît être une des préparations les plus maniables. Les sels de platine seraient plus facilement tolérés.

Ces essais ont été peu suivis, mais ils ne doivent pas être l'objet d'une indifférence systématique : il est très vraisemblable qu'il existe dans la série des métaux d'autres agents que le mercure que l'on puisse mettre en expérience dans le traitement de la syphilis.

Ce que nous venons de dire peut également s'appliquer à la série des antiseptiques, tels que les acides phénique, thymique, salicylique, la créosote, etc., avec lesquels un certain nombre d'expériences ont été faites. Il est rationnel de penser que le mercure et l'iode ne sont pas les seuls agents à opposer à l'infection syphilitique.

Les préparations de chrome ont été l'objet d'études spéciales de la part de Guntz. Cet auteur admet leur efficacité d'une manière absolue : elles pourraient même enrayer la marche de la syphilis, si elles sont administrées dès le début. On prescrit habituellement le bichromate de potasse à la dose de deux à trois centigrammes par jour.

Enfin les idées nouvelles sur la *sérothérapie* ont provoqué dans ces dernières années d'intéressantes recherches que nous devons mentionner. On a fait ces essais dans deux voies différentes : 1° par des injections de sérum d'animaux réfractaires à la syphilis (chien, bœuf, cheval, agneau, etc.). Ces injections, dit M. Fournier, paraissent exercer une influence favorable sur l'état général des malades et sur les manifestations de la syphilis qui semblent guérir plus facilement (Tommasoli, Guttazza, Feulard, Fournier [1], Simonet de Laborie); d'autres expérimentateurs n'ont pas constaté l'efficacité de ces injections (Kollmann). La question mérite de rester à l'étude.

2° On a fait à des sujets récemment atteints de

[1] FOURNIER, *loc. cit.*, p. 161.

syphilis des injections de sérum de sang provenant
de sujets syphilitiques arrivés à la période tertiaire
[C. Pellizzari (1)] ; on combat ainsi l'agent virulent
par les produits chimiques qu'il a élaborés dans l'é-
conomie. Ces expériences intéressantes ne sont pas
encore assez nombreuses pour que l'on puisse conclure (2).

MÉDICATIONS AUXILIAIRES

Médication tonique. — Dans un grand nombre de
cas le mercure et l'iode suffisent à toutes les exigences
du traitement de la syphilis. Au moment de la période secondaire il est remarquable de voir certains
sujets anémiés, cachectisés par la syphilis, reprendre
toute leur vigueur sous l'influence du seul traitement
mercuriel. Mais souvent aussi il est indispensable
d'adjoindre au mercure ou à l'iode d'autres médications, et avant toutes la médication tonique.

L'iodure de fer, prescrit en sirop ou en pilules,
convient particulièrement aux syphilitiques anémiés.
Souvent aussi on conseillera avec avantage l'arsenic
à la dose tonique pendant quelques semaines (3).
Les préparations à base de gentiane, de quinquina,
de kola, les antiscorbutiques, l'huile de foie de
morue, etc., rendent aussi des services.

(1) C. PELLIZZARI. *Tentatives d'atténuation de la syphilis.*
Congrès de Vienne 1892.

(2) EGASSE. La sérothérapie. *Bull. de thérapeutique*, 1893.

(3) L'arsenic peut rendre de réels services dans la syphilis
tertiaire. Son action utile a été depuis longtemps reconnue, et
l'on a souvent préconisé l'association de ce médicament à
l'iodure de mercure et à l'iodure de potassium dans la liqueur
dite de Donovan. En pareil cas, nous croyons qu'il vaut mieux
prescrire séparément le mercure et associer seulement l'iodure
de potassium et l'arsenic.

Les bons effets de l'*hydrothérapie* sont depuis long-temps connus. On conseille la douche froide ou mitigée, ou bien la douche d'abord chaude, puis froide. Leur action tonifiante rend surtout des ser-vices dans les syphilis cachectisantes. Il en est de même pour les bains sulfureux et les bains salés La balnéation simple est avantageuse pendant la pé-riode secondaire; son action résolutive et sédative est précieuse dans les cas où le malade ressent de vives douleurs.

Dans le même ordre d'idées, il faut donner une place importante aux prescriptions d'hygiène. La nourriture doit être fortifiante, substantielle, les boissons abondantes; on peut conseiller au malade l'usage du café, de l'alcool à doses modérées.

Dans les premières périodes de l'infection surtout il ne faut rien négliger de ce qui peut remonter le moral des malades, recommander un exercice mo-déré, le séjour à la campagne, au bord de la mer, etc. Le syphilitique, en somme, peut user de tout, mais aucun excès ne lui est permis; il doit se conformer aux règles de l'hygiène tout en recherchant tous les moyens de fortifier sa constitution.

Nous avons eu plusieurs fois l'occasion de le faire remarquer, la médication spécifique doit être tou-jours précédée d'un examen complet du malade. Il y a lieu de tenir compte de toutes les indications, âge, sexe, genre de vie, des prédispositions morbides, que présente le malade, arthritis, scrofule, alcoo-lisme, affections du système nerveux; des maladies générales déjà existantes; affections des reins, du foie, diabète, tuberculose, affections cachectisantes diverses; des affections locales, maladies de la peau, gingivite et carie dentaire, dyspepsie, etc. Non seu-

lement il y a un intérêt majeur à faire cet examen
pour faire le choix de la médication, pour en connaître les contre-indications possibles, pour régler
le dosage du mercure et de l'iode, mais aussi pour
satisfaire à toutes les indications spéciales que ré-
clameront ces diverses constatations. Sans doute le
médecin aura toujours pour but de diriger son traitement d'après les règles générales adoptées pour
l'administration des spécifiques, mais il réglera la
marche de ce traitement d'après l'état du malade et
emploiera tous les moyens qui peuvent soutenir son
organisme contre l'infection syphilitique. En un
mot, après avoir appris le traitement de la syphilis,
il lui reste à connaître le traitement des syphilitiques,
traitement qui varie avec chaque malade et que la
clinique seule peut enseigner.

Parmi ces indications secondaires il n'en est pas
de plus importante que celles que réclame l'état du
système nerveux. La syphilis, a dit M. Fournier,
est un véritable poison pour le système nerveux,
ainsi que le prouve la multiplicité de ses détermi-
nations morbides sur toutes les parties de ce système.
Or malheureusement nulle part les spécifiques ne
semblent avoir une action moins efficace : il faut
donc mettre en œuvre non seulement le traitement
préventif, mais prescrire encore à ces malades un
genre de vie qui écarte toutes les causes de surme-
nage du système nerveux (1).

Traitement hydro-minéral. — Les syphilitiques
sont surtout envoyés aux eaux sulfureuses et aux
eaux chlorurées sodiques.

(1) A. Fournier, Hygiène générale et morale des syphilitiques, *loc. cit.*, pages 568 et suivantes.

Les eaux sulfureuses jouissent d'une grande vogue (Aix en Savoie, Aix-la-Chapelle, Ax, Barèges, Cauterets, Challes, Luchon, Amélie-les-Bains, Saint-Honoré, Uriage, Enghien, etc.). Le traitement d'épreuve par lequel on prétendait déceler les syphilis devenues latentes est peut-être plus dangereux qu'utile. S'il n'est pas impossible, en effet, qu'un traitement excitant puisse provoquer des manifestations de l'infection, on conçoit que ces manifestations ne soient pas toujours localisées vers la peau ou les muqueuses : des localisations viscérales de la syphilis peuvent être la suite de ces médications hydro-minérales trop actives et l'on peut ainsi observer la production rapide d'accidents du côté des centres nerveux. Ce qu'on demande au traitement thermal, ce n'est pas cette action révélatrice dangereuse, ce n'est pas non plus un effet contestable du soufre (1) agissant directement sur la syphilis, c'est une action tonique et reconstituante, c'est une stimulation modérée de la peau, de la circulation et de la nutrition de manière à activer toutes les fonctions de l'organisme ainsi que les éliminations. Dans ces conditions nouvelles on peut faire cesser rapidement l'accoutumance au mercure et à l'iode, ou bien on peut faire suivre au malade une cure mercurielle ou iodurée très énergique qui sera facilement supportée. C'est dans cet ordre d'idées qu'il faut instituer le traitement hydro-minéral lorsqu'on s'adresse à l'état général. Les eaux sulfureuses, maniées avec précaution, peuvent encore être très

(1) Après le mercure et l'iode, Martineau plaçait le soufre qui jouait un rôle important dans son traitement de la syphilis. La médication sulfureuse semble devoir être considérée seulement comme l'auxiliaire des médications par les spécifiques.

utiles dans les cas de localisations de la syphilis sur la région pharyngo-laryngée, dans les cas de lésions osseuses ou articulaires, etc.

Des réflexions du même genre s'appliquent au traitement par les eaux chlorurées sodiques (Bourbon-l'Archambault, Salins, Salins-Moulhiers, Salies de Béarn, Dax, Biarritz, etc.), dont l'action utile peut être rapprochée de celle des eaux sulfureuses. Dans ces diverses stations, de même aussi qu'au bord de la mer, le traitement hydrominéral doit être conduit avec prudence et ne jamais devenir trop excitant, surtout dans les cas où l'on peut avoir à redouter une localisation de la syphilis sur le système nerveux.

Du reste, s'il faut reconnaître que ce sont surtout les sulfureuses et les chlorurées sodiques qui conviennent au plus grand nombre des malades, d'autres variétés d'eaux minérales (Spa, Aulus, Royat, la Bourboule, etc.) trouvent aussi fréquemment leurs indications. Nous irions même jusqu'à dire qu'en recommandant une station thermale, le médecin doit être préoccupé autant du tempérament et des aptitudes morbides du malade que de la syphilis elle-même. Il doit choisir la station qui lui paraîtra la mieux indiquée pour remédier aux défectuosités de l'organisme atteint par la syphilis. C'est ainsi que les eaux arsenicales, ferrugineuses, alcalines, bromo-iodurées, les eaux à faible minéralisation comme Plombières, Neris, Lamalou, pourront être dans certains cas prescrites de préférence aux autres. En résumé, le médecin doit décider son choix après l'examen de chaque cas particulier : la station d'eau minérale choisie devra apporter un appoint plus ou moins puissant au traitement direct de la syphilis dont les seuls agents spécifiques restent le mercure et l'iode.

CHAPITRE XII

Direction générale du traitement de la syphilis.

Nous adoptons les règles qui ont été établies par notre éminent maître le professeur Fournier : la syphilis, maladie infectieuse chronique, réclame un traitement chronique avec des cures intermittentes et successives, visant non seulement les manifestations de la maladie, mais encore l'infection latente.

Le traitement commence dès le chancre, lorsque le diagnostic peut être nettement affirmé. Le plus souvent le mercure n'est pas forcément donné à fortes doses à ce moment; quelquefois cependant, dans les cas de chancres ulcéreux, étendus, avec adénopathie volumineuse, pouvant faire pronostiquer une infection grave, il est indiqué de faire d'emblée une cure mercurielle active.

Sauf ce cas particulier, pendant la seconde incubation le traitement mercuriel n'est pas très énergique. Lorsque le chancre est guéri, on peut même parfois le suspendre pendant quelques jours afin de le reprendre au moment où commencent les manifestations de la période secondaire.

On a fait à la cure précoce le reproche de désorganiser parfois l'évolution naturelle de la syphilis, de retarder l'apparition des accidents secondaires, etc...; ces effets nous paraissent démontrer au contraire

14

que l'on a eu une action réelle sur la maladie. Les auteurs ont même signalé des faits dans lesquels ce traitement avait paru enrayer définitivement la syphilis (Scarenzio, Kussmaul, Kœbner, Jullien, etc.)

Au début de la période secondaire il est nécessaire d'instituer une cure mercurielle énergique, car à ce moment le traitement peut avoir une influence importante, non seulement sur les accidents actuels, mais sur l'avenir même de la maladie. Choix de la méthode : c'est l'ingestion qui convient au plus grand nombre des cas. Elle suffit généralement pour faire cesser les manifestations de la période secondaire ; si l'on trouve son action insuffisante il faudra renforcer la médication en faisant trois ou quatre injections de calomel, d'oxyde jaune ou d'huile grise, ou bien prescrire un certain nombre de frictions. Si le cas nécessite une cure intensive, on s'adressera parfois exclusivement aux frictions ou aux injections de préparations solubles ou insolubles. Ces méthodes énergiques conviennent particulièrement pour la mercurialisation pendant la période secondaire. Nous rappellerons que la cure par les injections comporte une moyenne de 30 à 40 centigrammes de sublimé en injections quotidiennes ou bien de 25 à 40 centigrammes de calomel ou de mercure injectés en six ou huit fois dans l'espace d'un ou de deux mois. La cure par les frictions comprend trente séances en six ou huit semaines. Les cures intensives ne doivent être continuées que pendant le temps nécessaire pour faire disparaître une manifestation inquiétante, par exemple une éruption trop forte, une iritis ; dès que ces manifestations sont éteintes, on revient aux dosages moyens. Il ne faut pas oublier, en effet, que pendant la période secondaire, la mercurialisation doit parfois être poursuivie pendant fort longtemps, d'une manière continue, pour ainsi dire. Après la première cure mercurielle on prescrit au malade un intervalle de repos d'une vingtaine de jours. Le malade fait ensuite une autre cure, ordinairement moins intensive, suivie également d'un intervalle de repos. En moyenne il faut compter pour la première année six à huit cures plus ou moins complètes; celles qui suivent la première cure des accidents secondaires ont une durée moyenne de quinze à vingt jours, suivant la méthode de mercurialisation qu'on emploie. Les intervalles de repos ou stades de désaccoutumance (Fournier) permettent à l'économie d'éliminer le mercure accumulé, de se déshabituer en quelque sorte du traitement qui pourra être repris avec plus de chances de succès.

Pendant la seconde année, on instituera quatre ou six cures mercurielles; pendant la troisième année, trois ou quatre cures mercurielles; pendant la quatrième année, deux ou trois cures mercurielles. Le plus souvent les accidents cessent pendant la seconde année et ne reparaissent plus ensuite que d'une manière atténuée; donc presque toujours les cures instituées pendant la troisième et la quatrième année ne s'adressent, à proprement parler, qu'à l'infection.

L'espace nous manque pour discuter les opinions admises encore par beaucoup d'auteurs et d'après lesquelles le traitement doit être suspendu en l'absence d'accidents après la période des manifestations secondaires. Les faits de syphilis héréditaire prouvent d'une manière péremptoire que la syphilis persiste encore à l'état infectieux et transmissible chez

quelques-uns de ces malades. Il n'est même pas rare
que le traitement mercuriel vienne mettre fin dans
ces circonstances à une série de naissances d'enfants syphilitiques.

Suivant nous, il n'y a guère à hésiter pour ce traitement des quatre premières années, pendant lesquelles la maladie est encore transmissible. Pendant
les années qui suivent, lorsque les accidents ont depuis longtemps cessé, la conduite à tenir n'est plus
aussi nettement tracée. Dans notre pratique personnelle nous conseillons au malade de faire de temps
en temps des cures mercurielles ou iodurées, de préférence au printemps ou à l'automne. Ces cures
doivent être faites d'une manière suffisante pour
agir, mais conduites de façon à ne pas fatiguer les
malades.

Il faut, il est vrai, une certaine autorité sur le malade pour lui faire comprendre qu'il doit se traiter
de temps en temps, même en l'absence d'accidents. On a reproché à la méthode dite *préventive*
(Fournier) de ne pas toujours prévenir la récidive
des accidents, de fatiguer inutilement les malades,
qui deviendraient dyspeptiques, neurasthéniques,
syphilophobes, et chez lesquels le mercure a des effets
nuisibles sur les reins, le tube digestif, le système
nerveux. Il ne faut tenir compte que dans une certaine mesure de ces reproches, car ils ne sont jus-
tifiés que pour un petit nombre de malades ; le plus
grand nombre supporte bien les cures convenablement espacées. Si quelques malades deviennent syphilophobes en se traitant, la majorité est rassurée au
contraire par le traitement suivi sans inconvénients. Les processus tertiaires débutant par les parois
vasculaires, l'apparition des accidents est précédée

par une période latente plus ou moins longue, et il se peut fort bien que les cures préventives s'opposent au développement des lésions (1).

On a aussi accusé les traitements mercuriels préventifs non seulement de ne pas prévenir les accidents tertiaires, mais de les rendre plus précoces. Un tel reproche devrait être fondé sur autre chose que des affirmations : certes le mercure a des inconvénients, il est possible qu'il joue un rôle encore mal connu aujourd'hui dans le développement de certaines affections du système nerveux ; mais il faudrait des observations très décisives pour prouver qu'il est capable de provoquer plus ou moins directement des lésions syphilitiques telles qu'éruptions, artérites

(1) Beaucoup d'auteurs, Diday, Mauriac, Kaposi, Lang, Wolf, Tenneson, etc., sont absolument hostiles aux cures préventives. M. Dieulafoy a publié récemment des observations qui montrent que le traitement même intensif (12 à 16 gr. de KI et frictions mercurielles quotidiennes) n'agit parfois que sur les lésions effectuées et très peu sur les lésions à venir. Par suite le traitement préventif, surtout dans la première année de la syphilis, dit-il, pourrait n'avoir aucune influence sur l'évolution des accidents. Pendant le cours d'une myélite précoce presque guérie par le traitement intensif, on vit survenir des syphilides psoriasiformes très rebelles. Chez un malade atteint d'hémiplégie complète par endartérite oblitérante d'une des artères sylviennes, il survint, au moment où cette hémiplégie disparaissait et pendant le traitement intensif une hémiplégie complète du côté opposé par le même mécanisme. Il cite encore un fait dans lequel la paralysie faciale se montra successivement des deux côtés pendant le traitement intensif. M. Dieulafoy conclut pourtant avec raison qu'il vaut mieux donner le traitement préventif, car on ne sait ce qui arriverait sans cela. Nous pourrions citer des observations personnelles du même genre ; elles prouvent que, dans certains cas, la syphilis, de même que les autres infections, atteint un degré d'intensité qui la rend supérieure à nos moyens d'action ; nous n'en devons pas moins les employer tant que nous n'en aurons pas trouvé de meilleurs.

ou gommes. Nous avons déjà discuté ces questions au congrès de Dermatologie de 1889, et nous disions que si des observations semblables se produisaient, il faudrait logiquement se demander s'il ne conviendrait pas de condamner toute médication mercurielle énergique, sinon le mercure lui-même. En attendant ces observations il vaut mieux adopter la méthode préventive de M. Fournier, viser non seulement les manifestations de la maladie, mais aussi la maladie elle-même, l'infection syphilitique qui reste latente pendant très longtemps. On peut ainsi s'opposer à la fois à la possibilité des infections héréditaires et aussi de certaines transmissions directes, et en même temps protéger l'individu contre le réveil des manifestations tardives, viscérales ou autres.

Nous le répéterons encore ici, le mercure est l'agent thérapeutique par excellence de la période virulente de la syphilis, à cause de son action énergique et prolongée. Son administration doit être réglée par des cures ou *traitements successifs* (traitement chronique intermittent de M. Fournier), rappprochés au début, espacés plus tard, de manière à ménager l'organisme, à procurer au malade tous les bienfaits du mercure sans ses inconvénients.

Lorsqu'il s'agit d'accidents rebelles, il ne faut pas oublier que le malade, comme l'a si bien montré M. Fournier, s'habitue au mercure ; les périodes de repos permettent de modifier cette accoutumance par l'emploi des toniques, par la balnéation, les laxatifs légers, le changement d'air, etc... Le mercure repris ensuite, même à doses moins fortes qu'antérieurement, agit souvent d'une manière plus efficace. Ce fait que la clinique vérifie tous les jours montre bien que les cures doivent avoir toujours une énergie suffisante. Les doses faibles bien souvent fatiguent le malade inutilement ; il est préférable de prescrire une cure active après laquelle le malade se reposera. On comprend d'ailleurs que des indications détaillées ne puissent être données à cet égard ; la médication varie avec chaque cas particulier, ainsi que les procédés de mercurialisation.

M. Bontemps (de Saumur) a donné un tableau intéressant dans lequel il résume le traitement qu'il suit dans les cas ordinaires de la syphilis. Il fait intervenir dans ce traitement non seulement le mercure et l'iode, mais encore le soufre comme le demandait Martineau. A son exemple, j'ai essayé de dresser les tableaux suivants qui résument la médication mercurielle prescrite par plusieurs auteurs et par moi-même pour le traitement de l'infection syphilitique :

TRAITEMENT DE M. FOURNIER

	2 MOIS		6 SEMAINES		6 SEMAINES				6 SEMAINES	
1re année	Hg	Hg	Hg	Hg	Hg	Hg			Hg	Hg
2e année		Hg	Hg		Hg	Hg			Hg	Hg
3e année	I (6 sem.)	I	Hg	Hg	I	I	Hg	Hg	I	I
4e année		I	I		I	I			I	I
5e et suiv.		I	I						I	I

Sauf la première cure, toutes les cures mercurielles sont de six semaines en moyenne.

Les cures iodées sont de six semaines ou d'un mois à la dose de 3 grammes par jour.

TRAITEMENT DE M. BROCQ

1re ann.	Hg	Hg	Hg	Hg	Hg	Hg	Hg	Hg	I	Hg	I	Hg	Hg est donné pendant 15 à 25 j. par mois.
2e a.	I	Hg	I	Hg	I	Hg	I	Hg	I				Hg et I pendant 15 j.; 15 j. de rep.
3e a.		I		I		I		I		I		I	I pendant 20 j. tous les 2 mois.
4e a.			I			I			I			I	I pendant 20 j. tous les 3 mois.

TRAITEMENT DU Dr LELOIR

1re ann.	Hg	Hg	Hg	Hg	Hg	Hg	Hg	Hg	Hg	Hg	Frictions pendant 15 j. à 3 sem. par mois.
2e a.	Hg	Hg	Hg	Hg	Hg	Hg	Hg	Hg	Hg	Hg	Frictions 10 jours par mois.
3e a.	Hg		Hg			Hg			Hg		Id.
4e a.		Hg	I						Hg	I	Id.

TRAITEMENT DU Dr BONTEMPS
(d'après la pratique de MM. Fournier et Martineau)

1re année.	Hg	Hg	I	Hg		Hg		Hg	I		Hg	I
2e année.			I	Hg	I			I	Hg	I	I
3e année.	S	Hg	I	I	S		I	I	S		Hg	I
4e année.	I	S	I	I		S	I	I		S	I	I

Outre Hg et I, le Dr Bontemps prescrit les sulfureux d'après la pratique conseillée par M. Martineau.

TRAITEMENT DE L'AUTEUR

1re année.	Hg	Hg	Hg	Hg		Hg	Hg			Hg	Hg	I
2e année..	I	Hg	Hg			Hg				Hg		Hg
3e année..		Hg		Hg					Hg		Hg	
4e année .				Hg			·		Hg			

Pendant les mois de Hg interruption d'un ou deux jours par semaine, ou d'une semaine par mois, pour le traitement par ingestion. Dans l'intervalle des cures mercurielles, cures iodurées suivant les indications, d'une durée de 2 à 4 semaines, à la dose de 2 grammes par jour. Les cures mercurielles sont faites autant que possible en dehors des mois les plus chauds (1).

Il doit être entendu que ces divers tableaux ne représentent rien d'absolu dans la marche du traitement qui pour tous les auteurs reste avant tout subordonné à l'intensité de la syphilis et à la marche de ses manifestations. Ils n'ont pour nous d'autre avantage que de figurer la direction du traitement d'une manière commode pour le médecin et aussi pour le malade. Ils peuvent rendre de réels services aux syphilitiques qui ne viennent pas toujours, comme

(1) Le lecteur trouvera dans le livre de M. Fournier de plus amples détails sur la pratique habituelle des traitements mercuriels institués par un grand nombre de syphiligraphes. — Voir aussi le *Bulletin de la Soc. des Hôpitaux*, 1887, communications de MM. Besnier, Balzer, Vidal, Hallopeau, Mauriac, etc.

cela serait préférable, faire contrôler la direction
du traitement par un médecin. M. Bontemps dit
qu'il ne manque jamais de donner son tableau à
ses malades, de leur en expliquer la clef, et de leur
expliquer que, seulement après qu'ils auront biffé
d'un coup de plume chaque petite case, ils pourront
se permettre le mariage, espérer des enfants sains,
envisager sans crainte les accidents que l'avenir
pourrait ramener, et que la sage habitude de ce
qu'il appelle l'iodure des équinoxes contribuera
encore à effacer.

Il y aurait certes une grande exagération à toujours confier d'une manière définitive la direction du
traitement au malade : mais parfois les nécessités
de la pratique obligent à se conduire ainsi. Un grand
nombre de malades ne revoient jamais de médecins
après la disparition des premiers accidents. Nous
aimons mieux cette direction prévoyante que celle
qui abandonne le malade aux hasards de l'évolution
plus ou moins bénigne de la syphilis.

Le traitement par l'iodure de potassium n'a pas
besoin d'être réglé comme le traitement mercuriel,
car il ne s'agit plus ici d'un médicament dont l'action
soit à longue portée et dont les effets toxiques soient
à redouter à un degré comparable. L'iodure de potassium sera prescrit avec avantage pendant la période secondaire pour certains accidents tels que la
céphalée, les lésions osseuses ou ulcéreuses, etc. A
ce moment il sera fréquemment associé au mercure
ou bien prescrit dans les intervalles de repos. Les
doses seront moyennes ou fortes suivant la gravité
des accidents à combattre.

Il se peut que le mercure soit mal toléré pendant
la période secondaire, on est alors amené à prescrire

des cures d'iodure de potassium au moins pendant quelque temps. Mais le plus souvent ces cures ne sont faites que vers la fin de la première année de la syphilis, elles conviennent surtout aux années suivantes.

Leur nombre, leur durée, le dosage de l'iodure varient suivant chaque cas particulier. Leur durée habituelle est de deux à quatre semaines, la dose moyenne d'iodure de potassium est de deux grammes par jour. Ces cures précèdent habituellement les cures mercurielles qui sont plus rationnellement placées à leur suite à cause de leurs effets prolongés. On peut admettre en pratique qu'à partir de la fin des accidents secondaires le nombre des cures par l'iode devra être au moins égal à celui des cures mercurielles.

Il ne faut pas oublier que le phénomène de l'accoutumance se produit aussi pour l'iodure (Fournier), même quand on donne des doses relativement élevées. L. Wickam a montré récemment qu'il y a intérêt pour le malade à interrompre de temps en temps le traitement pour le reprendre ensuite brusquement à une dose supérieure à celle du traitement précédent. On peut arriver ainsi, par une série de cures interrompues et avec des doses progressivement croissantes, à triompher de lésions tertiaires rebelles.

En résumé, le traitement de la syphilis pendant les premières années comprend une série de cures mercurielles et de cures iodées :

La mercurialisation est intensive dans les cas graves, moyenne dans les cas ordinaires et dans le traitement de l'infection latente. Elle se compose d'une série de cures séparées par des intervalles de repos, assez courts dans les premiers mois de la syphilis, de plus en plus grands dans les trois années suivantes.

L'iodisation est également intensive dans les cas graves, moyenne dans le traitement de l'infection latente. Elle peut être associée à la mercurialisation. Pratiquées isolément, les cures iodées précéderont habituellement les cures mercurielles.

Nous avons peu de chose à dire désormais sur l'énergie que doit présenter le traitement suivant les différents cas de syphilis. Nous ne pourrions que répéter ce que nous avons dit à propos de l'étude du mercure et de l'iode et des diverses méthodes de les administrer. Parmi les cas de syphilis maligne, il ne faut pas oublier qu'on en rencontre parfois contre lesquels le traitement spécifique le mieux dirigé reste sans action (syphilis réfractaire de Fournier) et contre lesquelles il faut de bonne heure utiliser les médications auxiliaires et les ressources de l'hygiène. C'est aussi de ces médications qu'il faudra se servir contre certaines localisations de la syphilis, notamment sur le système nerveux. Enfin il faut traiter aussi les syphilis légères et même les syphilis dites abortives, parce que la syphilis n'est pas grave seulement par la multiplicité et l'intensité de ses manifestations au moment de la période infectieuse, elle l'est aussi par ces lésions localisées qui apparaissent tardivement dans le système nerveux, ou aux yeux, ou au pharynx, etc... et qui surviennent parfois insidieusement dans les cas qui ont eu les débuts les plus bénins. Ce sont ces surprises terribles qu'il faut prévoir en se disant que les éruptions de la peau et des muqueuses ne nous donnent que très imparfaitement la mesure de l'infection et qu'il faut poursuivre celle-ci dans tout l'organisme où elle va se créer des foyers

d'abord latents, mais capables de créer des lésions
diffuses comme celles du tabes et de la paralysie générale, ou des lésions circonscrites telles que les
gommes et les artérites de l'encéphale.

Donc, toutes les syphilis doivent être traitées.
Quelle doit être la durée du traitement? Toute la vie
pour un certain nombre de malades chez lesquels des
manifestations se renouvellent sans cesse à intervalles plus ou moins longs. Pour beaucoup la question est plus embarrassante, car, après la période
secondaire, leur vie entière peut s'écouler sans que
l'infection syphilitique se révèle par de nouveaux accidents. Sont-ils réellement guéris? La réinfection seule
pourrait le prouver, mais on peut dire que cette importante question est encore à l'étude et attend les
observations décisives qui doivent l'éclairer. Pour le
moment il faut admettre comme règle générale que
l'infection syphilitique nécessite une surveillance qui
doit durer toute la vie.

C'est pourquoi le médecin a pour devoir de ren-
seigner les malades sur l'évolution habituelle et les
conséquences possibles de la syphilis. Il doit le faire
tout en les rassurant, en leur montrant une sauve-
garde dans les traitements spécifiques et dans l'observation des règles de l'hygiène. Mais il faut pourtant que le malade sache et n'oublie jamais qu'il est
atteint d'une maladie à manifestations récidivantes et
que s'il vient à être atteint d'une affection quelconque,
plus ou moins étrangère en apparence à la syphilis,
il doit toujours faire savoir au médecin traitant qu'il
est syphilitique. Dès la confirmation du diagnostic, il
doit être informé de la durée habituelle de la période
contagieuse. Tant qu'elle dure, il doit prendre, même

en l'absence de manifestations, toutes les précautions indispensables pour ne point transmettre la syphilis accidentellement ou par les rapports sexuels.

Quant au mariage, il ne sera permis qu'avec la réalisation des conditions suivantes :

1° Traitement spécifique suffisant et régulièrement suivi ;

2° Pas de mariage avant la fin de la quatrième année;

3° Pas de manifestation de la syphilis pendant cette quatrième année ;

4° Traitement préventif pendant les mois qui précèdent et suivent le mariage;

5° Cures préventives espacées pendant les premières années du mariage.

CHAPITRE XIII

Traitement de la période initiale de la syphilis.

Érosion inoculatrice. — Les soins minutieux de propreté immédiatement après le coït peuvent faire éviter non seulement la syphilis, mais aussi les autres maladies vénériennes. On a recommandé avec raison le lavage avec la liqueur de Van Swieten ; légèrement irritante par l'alcool qu'elle contient, elle peut déceler des érosions épidermiques parfois peu visibles. Il est prudent de les cautériser aussitôt avec un crayon de nitrate d'argent, pratique qui aura encore l'avantage de marquer pour quelque temps la place de l'érosion. Si le sujet contagionnant est reconnu syphilitique ou fortement suspecté de l'être, on pourra essayer une cautérisation profonde du point érodé, soit par le thermo-cautère, soit par un caustique chimique tel que la pâte de Vienne. Suivant Sigmund, cette cautérisation ne pourrait avoir d'effet utile que si elle était faite dans les trois ou quatre jours qui suivent le contact inquiétant. Cette pratique, appuyée par Lancereaux et Langlebert, est malheureusement essayée trop rarement, les sujets se présentant trop tard à l'observation du médecin.

De l'excision du chancre. — Le chancre apparaît après une période d'incubation plus ou moins longue, mais pendant laquelle l'infection générale s'est déjà produite. Cette notion capitale réduit à néant toutes les tentatives d'excision du chancre entreprises dans le but de faire avorter la syphilis. Il n'y a pas plus de chances de réussir avec les excisions du chancre accompagnées de l'extirpation des ganglions de la région correspondante, attendu que l'invasion de la syphilis se fait au moins autant par le système vasculaire sanguin que par les lymphatiques, ainsi qu'en témoignent les lésions profondes des vaisseaux dans la peau indurée par le chancre.

L'excision faite pourtant dans des circonstances parfois très favorables, dès l'apparition des premiers signes de la lésion chancreuse, a toujours échoué. On peut dire tout au moins que les observations favorables à cette pratique ont toutes été l'objet de contestations. Avec M. Fournier il faut exiger pour le succès de l'excision les garanties suivantes :

1° Observation complète et détermination exacte du chancre ;

2° Période d'incubation normale ;

3° Confrontation du sujet infecté avec le sujet infectant ;

4° Surveillance prolongée après l'excision, en l'absence de tout traitement.

Cette excision est pourtant à recommander, lorsque le chancre est placé dans une région où l'opération est facile et sans aucun inconvénient pour le malade, par exemple sur le prépuce. Dans ce cas, si le diagnostic est bien assuré, on peut faire une excision avantageuse pour le malade qui cessera d'être exposé aux complications possibles d'une lésion parfois longue à guérir. Cette excision se fait d'ailleurs avec la plus grande facilité. On emploie les ciseaux ou le bistouri, on met quelques points de suture.

avec des pansements antiseptiques et quelques jours de repos, tout se trouve promptement terminé. Ce mode d'opérer est préférable à la destruction du chancre par la cautérisation qui a été proposée par plusieurs auteurs.

Traitement du chancre. — Lorsque l'excision est jugée inutile ou impossible, deux cas peuvent se présenter :

1° Le chancre existe sans aucune complication ; dans ce cas c'est une lésion locale anodine qui guérit très facilement, parfois sans aucun soin; bien souvent des soins de propreté, des lavages suffisent. Les pansements antiseptiques sont cependant toujours à conseiller : application d'une mince lamelle de coton hydrophile ou de tarlatane imbibée d'eau boriquée ou d'une solution de sublimé à 1/2000; application de sous-nitrate de bismuth, d'oxyde de zinc auquel on peut associer un peu de calomel ou de salol; pansements avec une pommade au calomel ou à l'acide borique, etc... Il faut éviter les cautérisations au nitrate d'argent qui ne hâtent pas la guérison et augmentent l'induration du chancre.

2° Le chancre est compliqué de suppuration abondante, d'ulcération, de production de membranes, etc.; il faudra faire des lavages minutieux avec des solutions antiseptiques, déterger avec soin l'ulcération, panser à l'iodoforme, faire au besoin quelques cautérisations superficielles avec la teinture d'iode ou la solution de nitrate d'argent à 1/20.

L'antisepsie du chancre et des régions voisines doit encore être faite dans le but d'empêcher les complications qui peuvent survenir du côté des ganglions. Le bubon suppuré n'est pas rare, et il est

dû à des infections secondaires du chancre syphilitique par les microbes de la suppuration.

Le malade doit éviter aussi toutes les causes
d'irritation, la marche, les exercices violents, toutes
les causes de fatigue qui peuvent exagérer la tuméfaction du chancre et des ganglions.

Nous ne pouvons nous étendre sur le traitement
des diverses localisations du chancre qui présente
évidemment des indications variées suivant le siège
qu'il occupe. Dans le cas de chancre sous-préputial, il
y a un grand avantage à faire la circoncision,
lorsqu'elle est possible. Elle prévient souvent la
formation de phimosis indurés dont la guérison se
fait longtemps attendre ou qui peuvent même con-
traindre à l'opération par la rétraction progressive
qu'ils déterminent. Le chancre du méat et du canal
de l'urètre se complique d'urétrites suppurées et
peut donner lieu à des rétrécissements que l'introduction de crayons d'iodoforme un peu durs préviendra-
dra. Quant à l'urétrite, elle est due moins au chancre
qu'à l'infection du canal par les microbes de la suppuration. Dans plusieurs cas, nous avons vu des
urétrites de ce genre très intenses, avec écoulements
abondants, douleurs et tuméfaction très fortes, céder
avec une facilité remarquable à quelques lavages au
siphon faits avec une solution saturée d'acide
borique.

Enfin, il ne faut pas oublier que le traitement
général a une réelle action sur le chancre ; si celui-ci
tend à s'étendre, à s'ulcérer, à devenir phagédénique,
il ne faut pas se contenter des pansements antiseptiques et des cautérisations modificatrices, il faut en
outre s'adresser à la médication mercurielle et l'instituer énergiquement.

Du reste, dès que le diagnostic de chancre infectant nous paraît certain, nous commençons toujours le traitement de l'infection syphilitique, sans attendre l'apparition des accidents secondaires. Dans le plus grand nombre des cas, les caractères de l'ulcère initial sont assez nettement tranchés pour que cette attente ne soit pas imposée au malade. On le fait bénéficier de ce traitement en guérissant plus promptement le chancre, en le mettant à l'abri des complications qu'il peut provoquer, et enfin, nous sommes convaincu qu'il n'est pas indifférent d'agir d'emblée sur l'infection syphilitique (1). Les accidents graves qu'elle cause peuvent survenir dès le début de la période secondaire et l'absence de traitement général pendant près de deux mois peut avoir de regrettables conséquences.

Le médecin se trouve dans une situation embarrassante quand le diagnostic est incertain. Il nous semble qu'on trancherait trop aisément la difficulté en conseillant toujours l'expectation jusqu'à l'apparition de la roséole et des accidents secondaires. Dans un cas récemment observé en ville avec un de nos confrères, nous avons vu une myélite syphilitique caractérisée apparaître dès le début de la période secondaire : le chancre s'était présenté avec des caractères tellement peu accentués que l'on avait cru devoir attendre l'invasion de la période secondaire pour commencer le traitement. Les faits de cette gravité sont rares, mais nous pourrions en citer d'autres qui nous semblent montrer aussi qu'on ne peut pas être absolu en pareille matière, et que la

(1) GEMY. Traitement de la syphilis, *Bull. méd. de l'Algérie*, 1893.

question du traitement dès le chancre mérite une sérieuse attention même dans les cas douteux.

D'un autre côté, il peut arriver dans ces cas qu'un traitement mercuriel précoce empêche l'apparition de la roséole et des accidents secondaires. Le médecin et les malades sont alors dans une incertitude pénible sur la question de savoir s'il faut quand même poursuivre le traitement régulier de la syphilis.

Il faut reconnaître que ces cas sont rares ; presque toujours, malgré le traitement précoce, il survient des accidents secondaires qui fixent le diagnostic, soit la roséole, soit quelques plaques muqueuses. De plus il ne faut pas oublier que même sans aucun traitement il y a des syphilis dans lesquelles les accidents secondaires surviennent très tardivement, ou bien font défaut, ou bien passent inaperçus.

En résumé, dans les cas de diagnostic douteux, le médecin peut craindre de voir l'expectation suivie d'accidents syphilitiques difficiles à combattre ; d'un autre côté, en traitant le malade, il risque de ne pas voir le diagnostic s'éclairer. C'est un fait regrettable, fâcheux s'il est urgent que le diagnostic se fasse, si le malade, par exemple, est à la veille de conclure un mariage.

Nous croyons que la solution de la question doit varier avec chaque cas particulier : si l'ensemble des probabilités fait pencher le diagnostic du côté de la syphilis, il vaut mieux commencer le traitement de suite. On continuera à surveiller le malade et si décidément les accidents ne paraissent pas, le malade en est quitte pour avoir ingéré un certain nombre de pilules mercurielles qui n'ont pu porter aucun préjudice réel à sa santé.

Il nous semble exposé par cette médication à des

inconvénients beaucoup moindres que ceux que peut lui causer cette expectation qui dure pendant toute la seconde incubation de la syphilis, période pendant laquelle se complète l'infection générale de l'organisme. Ajoutons qu'il nous est arrivé dans des cas où le chancre ulcéré simulait le chancre mou de voir le traitement mercuriel trancher la question du diagnostic par ses prompts effets sur la lésion initiale.

Si au contraire les caractères du chancre sont trop insignifiants, si l'interrogatoire du malade, la confrontation, etc..., ne donnent pas de résultats, il vaut mieux se résoudre à conserver une attitude expectante et à attendre les éclaircissements fournis par l'évolution naturelle de la maladie. Cette conduite doit être de règle si le malade est à la veille d'un mariage et a un intérêt majeur à être fixé.

CHAPITRE XIV

Indications particulières du traitement de la syphilis.

Céphalée. — A la période secondaire on est souvent amené à prescrire l'iodure de potassium qui donne de meilleurs résultats contre la céphalée et d'une manière générale contre toutes les manifestations douloureuses de la syphilis, douleurs ostéocopes, douleurs musculaires, articulaires, névralgiques, etc.

Depuis longtemps, sans cesser l'emploi nécessaire de l'iodure de potassium, nous lui adjoignons l'antipyrine, qui a l'avantage de procurer un soulagement immédiat et cela parfois à des doses faibles, 1 gramme ou 1 gr. 50 par jour. Il est rare que nous soyons obligé de prescrire 2 grammes ou 3 grammes. MM. Augagneur et Lionnet ont reconnu que l'antipyrine réussit surtout dans les céphalées qui paraissent indépendantes de lésions matérielles produites par la syphilis. Ils l'ont parfois associée avec succès à la quinine. L'antipyrine pourra donc être parfois le médicament de choix, surtout dans les cas où le malade tolère mal l'iodure de potassium et est sujet à un coryza iodique qui exaspère la céphalée.

Adénopathies. — Le traitement mercuriel suffit ordinairement pour les combattre : parfois il est bon de lui adjoindre l'iodure de potassium. Quand les adénopathies sont volumineuses, il faut recourir à des applications locales de pommades ou d'emplâtres mercuriels, de compresses de sublimé, etc... Une pommade à l'ichtyol à 10/30, seule ou mélangée soit à l'onguent napolitain, soit à une pommade au calomel à 10/30 peut être utilement employée. Quand il s'agit d'engorgements volumineux des ganglions inguinaux, il faut prescrire le repos aux malades, leur interdire les grandes marches, la bicyclette, etc., tant que le chancre n'est pas encore guéri. S'il survenait de la fluctuation, ne pas trop se hâter d'ouvrir l'abcès et essayer le repos et les résolutifs indiqués ci-dessus, car ces abcès se résolvent assez fréquemment.

Alopécie. — Il y a peu de chose à faire contre l'alopécie syphilitique qui se répare d'elle-même. Nous prescrivons habituellement des lotions avec un mélange de liqueur de Van Swieten et d'eau de Cologne au tiers, et de préférence une pommade au calomel (2 à 4 grammes pour 30 grammes de vaseline), ou bien avec : soufre 5, acide salicylique 1, pour 50 de vaseline (Besnier). Ces pommades sont surtout à employer quand il existe des éruptions croûteuses du cuir chevelu. A l'hôpital il faut faire couper les cheveux très courts ; en ville, il faut les respecter davantage, car les cheveux masquent en partie l'alopécie.

Éruptions papuleuses. — On peut aider à la résorption des éruptions généralisées au moyen des bains simples ou des bains de sublimé. Les applications de pommades mercurielles ou d'emplâtres rendent de réels services, surtout quand les éruptions sont localisées, quand elles occupent la face, par exemple. Les emplâtres de Vigo, hydrargyrique d'Unna, de ca-

lomel, de minium et de cinabre seront choisis suivant les cas. Quand les éruptions s'accompagnent
d'épaississements épidermiques très accentués, aux
pieds ou aux mains, les mêmes emplâtres peuvent
être appliqués; on peut aussi hâter la chute de
l'épiderme, au moyen de bains et de frictions avec la
pommade au calomel et l'onguent napolitain, ou le
savon mou de potasse. Dans les cas de syphilides
papuleuses lenticulaires et pigmentées persistantes,
on peut essayer le massage ou plutôt le malaxage
de la peau au niveau de chaque élément éruptif.
Ce moyen que nous avons employé à l'hôpital
de Lourcine nous a paru utile dans les cas rebelles.

Dans les cas d'éruptions suintantes, avec érosions
plus ou moins profondes, les moyens de propreté,
lavages, bains, saupoudrages, viennent puissamment
en aide au traitement général. On peut appliquer en
compresses de tarlatane les solutions suivantes :
liqueur de Labarraque pure ou étendue d'eau, eau de
javelle étendue d'eau, solution de sublimé à 1/2000,
eau phagédénique plus ou moins étendue, eau
phéniquée au 1/100, eau boriquée, etc. Quelquefois ces applications de compresses ne peuvent être
maintenues que pendant la nuit; pendant le jour le
malade saupoudre les éruptions suintantes avec de
l'oxyde de zinc pur ou bien additionné de poudre de
calomel à 1/10; on emploie aussi les poudres d'iodoforme, ou mieux d'aristol et d'iodol. Les pommades
au calomel, au précipité blanc ou rouge peuvent
convenir dans les cas de syphilides qui se recouvrent
de croûtes. Les cautérisations au nitrate d'argent en
crayon ou bien en solution à 1/20 activent la résolution des infiltrations cutanées. On emploiera plus

rarement le nitrate acide de mercure pur ou à 1/20.
On a conseillé aussi les cautérisations au thermo-
cautère (Baudier) qui rendent parfois des services
dans les syphilides persistantes péri-vulvaires ou
péri-anales. Nous employons aussi les fumigations
de calomel.

Dans ce traitement des syphilides cutanées rebelles,
il faut tenir grand compte des dispositions générales du
sujet et de l'intervention de certains processus locaux,
exemple : syphilides papuleuses eczématiformes, mi-
liaires, séborrhéiques. Dans ces cas des applications
locales sont indiquées spécialement par ces divers
processus qui entretiennent les syphilides. Des pommades avec des doses faibles de calomel ou d'ichtyol,
quelquefois simplement à l'oxyde de zinc, hâtent souvent la résolution de ces lésions cutanées contre lesquelles le traitement général n'avait que peu de prise.

Syphilides des muqueuses. — Leur traitement est à
peu près le même que celui des syphilides cutanées
érosives. Soins minutieux de propreté associés autant
que possible à l'antisepsie locale à l'aide des solutions
boriquées, phéniquées ou hydrargyriques faibles; cautérisations légères avec la teinture d'iode, le nitrate
d'argent à 1/20, l'acide lactique 1/10, avec le crayon
de nitrate d'argent ou avec le nitrate acide de mercure
à 1/20, quelquefois avec la solution d'acide chromique officinal à 1/20. Kuttner vante, contre les
ulcérations syphilitiques de la bouche et du pharynx
parfois très rebelles, les cautérisations avec l'acide
chromique pur : il le croit utile contre tous les
ulcères syphilitiques. Habituellement les cautérisations sont superficielles et renouvelées seulement
tous les deux ou trois jours ; si l'on en abuse elles irritent le derme, la plaque muqueuse devient de plus en

plus dure et se résout difficilement. Pour les syphilides de la bouche, du pharynx et des voies respiratoires supérieures, il est nécessaire de renoncer complètement à l'usage du tabac et d'avoir les dents en bon état.

Syphilides tertiaires. — Pour les gommes ou les syphilides tuberculeuses sèches, il est utile d'appliquer des emplâtres, ceux de Vigo, d'Unna, de Quinquaud, etc., ou bien des emplâtres à l'iodoforme ou à l'iodol.

Quand il s'agit de lésions ulcéreuses, tertiaires ou secondo-tertiaires, il faut recourir d'une manière générale aux pansements antiseptiques et particulièrement aux pansements à l'iodoforme. Quand cela est possible, on fait des pansements occlusifs, soit avec des emplâtres, soit avec des tampons de coton hydrophile imbibés de solutions antiseptiques plus ou moins fortes.

Si l'on est en présence de gommes ulcérées dont l'élimination et la réparation sont trop lentes, on peut hâter la guérison en pratiquant soit le raclage de l'ulcère (Besnier), soit aussi parfois des cautérisations au thermo-cautère.

Dans le traitement des ulcères syphilitiques rebelles, on emploie avec avantage le phénol camphré (Svertchkow). Le coton imbibé de ce mélange doit être renouvelé deux ou trois fois par jour; le plus souvent, après trois ou cinq jours de ce traitement, on peut y renoncer et appliquer seulement l'emplâtre de Vigo ou une pommade au dermatol (vaseline et dermatol en parties égales).

CHAPITRE XV

Traitement des localisations viscérales de la syphilis (1).

Nous résumerons les principales indications, le traitement de la syphilis viscérale devant trouver place dans divers volumes de cette collection.

Syphilis du nez, du pharynx et du larynx. — Les gommes nasales ou palato-pharyngées réclament un traitement mixte dans lequel l'iodure de potassium doit être l'agent principal. Employé le plus tôt possible, il sera porté rapidement aux doses élevées de 6 à 12 grammes par jour. D'emblée aussi on administre le mercure ; suivant la gravité du cas, il sera prescrit en injections massives ou en ingestion. Mais autant que possible, il faudra s'en servir de manière à éviter la stomatite mercurielle, qui pourrait produire un gonflement bucco-pharyngien nuisible au malade. Ce qui est capital, c'est d'agir vite et d'une manière intensive quand le malade se présente avant la perforation palatine. Quand celle-ci est effectuée, le traitement ne peut plus que limiter

(1) Nous ne pouvons parler ici que des localisations les plus communes de la syphilis et de celles qui exigent des modifications dans l'administration habituelle des spécifiques. Nous renvoyons pour de plus amples renseignements à l'important ouvrage de M. Mauriac sur la syphilis tertiaire et la syphilis héréditaire, Paris, 1890.

la lésion et la cicatriser en attendant l'intervention chirurgicale.

La rhinoscopie et le traitement local doivent marcher de pair avec le traitement général. Les grandes irrigations boriquées dans la cavité nasale, suivies de cautérisation avec la glycérine iodée, doivent être employées. S'il y a des os nécrosés on s'efforcera de les détacher le plus tôt possible.

Dans le cas de laryngopathie, le mercure sera administré d'emblée et l'on procédera avec prudence en donnant l'iodure de potassium afin d'éviter les œdèmes congestifs que peut produire l'iodisme. Pour les lésions secondaires on recommande les attouchements avec la glycérine iodée, les solutions de chlorure de zinc à 1/30 ou de nitrate d'argent à 1/50 ou 1/30. Pour les ulcérations tertiaires, on emploie les insufflations de poudre d'iodoforme, et les attouchements avec la glycérine phéniquée.

Syphilis du rein. — La syphilis des principaux viscères ne comporte pas d'indications spéciales en ce qui concerne l'administration des spécifiques, sauf le cas de néphrite.

L'iodure de potassium est le médicament qu'il faut employer tout d'abord aussi bien dans les néphrites secondaires que dans les néphrites tertiaires, à cause de son élimination si facile par les urines. Le mercure en pareil cas ne doit pas être rejeté systématiquement, mais il est plus difficile à manier en raison des dangers que présente son accumulation. Si les accidents sont d'une intensité moyenne on peut essayer de le prescrire, mais toujours à petites doses, avec des interruptions fréquentes et surtout en suivant son élimination par l'analyse des urines (1); le

(1) Welander a observé que les reins malades éliminent encore

sublimé, donné exclusivement par ingestion ou bien en injections à doses très faibles, est ici la préparation qu'il faut préférer. Si l'albuminurie est considérable, s'il y a de l'anasarque, il vaut mieux s'en tenir au régime lacté aidé de l'administration de l'iodure à doses moyennes. C'est également l'iodure qui donne les meilleurs résultats dans les néphrites syphilitiques tertiaires.

Affections syphilitiques de l'œil. — Le mercure est l'agent spécifique préféré par les ophtalmologistes dans la thérapeutique des lésions syphilitiques de l'œil. L'iodure de potassium, comme nous l'avons vu, peut aussi être employé, mais à la condition d'être parfaitement toléré et de ne pas augmenter la congestion oculaire. Tous les ophtalmologistes s'adressent en pareil cas aux méthodes de mercurialisation qu'ils considèrent comme les plus énergiques, soit les frictions, soit le calomel à doses fractionnées, soit les injections (Abadie, Panas, Vibert, Darier, etc). Les injections de sublimé, de cyanure, de biiodure de mercure en solution dans l'huile sont en grande vogue ; on prescrit moins fréquemment les injections massives dont nous avons eu pourtant l'occasion d'observer assez souvent l'efficacité. Nous adoptons de préférence en pareil cas les doses faibles de trois

---

une quantité assez considérable de mercure, et il n'est pas démontré que l'hydrargyrurie aggrave toujours leurs lésions lorsque le mercure est donné à doses faibles ou modérées. On sait que le mercure est employé utilement dans le traitement de certaines hémoglobinuries paroxystiques. Welander dans un nouveau travail (*Arch. f. Derm. und. Syph.* XXVI. Bd. 3. Heft., 1894), rapporte plusieurs observations dans lesquelles il a pu prescrire le traitement mercuriel à des syphilitiques albuminuriques sans déterminer chez eux d'accidents fâcheux. Il recommande d'examiner méthodiquement l'urine afin de suspendre le mercure si l'albumine vient à augmenter.

centigrammes de mercure par injection, en répétant celle-ci trois fois par semaine pendant quinze jours. Les injections suivantes sont plus espacées. Souvent aussi nous prescrivons le traitement par ingestion en le renforçant par une, deux ou trois injections mercurielles de 5 à 7 centigrammes, faites à une semaine d'intervalle.

Dans les cas d'iritis, au traitement mercuriel s'ajoute l'emploi du collyre à l'atropine (5 à 10 centigrammes de sulfate neutre pour 30 grammes d'eau distillée) dans le but de dilater méthodiquement la pupille et d'empêcher la formation des adhérences de l'iris. Le malade a des compresses froides appliquées sur l'œil ou bien porte un bandeau flottant ou des verres de couleur foncée. Les sangsues à la tempe ou aux apophyses mastoïdes, les bains de pieds, les laxatifs drastiques seront aussi prescrits.

Dans ces dernières années, une méthode nouvelle et intéressante a été employée systématiquement par quelques auteurs (Secondi, Gallenga, Abadie, Darier, etc.), celle des injections de sublimé sous-conjonctivales (1). Elles ont des résultats très favorables dans l'iritis grave, dans les gommes de l'iris, dans les choroïdites, etc. On injecte habituellement en pareil cas la dose de 1/20 à 1/10 de centimètre cube de la solution de sublimé à 1/1000 ; les injections sont faites à plusieurs jours d'intervalle, suivant la gravité des cas. On a employé également le trichlorure d'iode de la même manière. Ces injections sont faites, bien entendu, en même temps que la mercurialisation générale.

(1) Rocus. *Les injections sous-conjonctivales de sublimé* Th. de Bordeaux, 1892).

Non seulement les ophtalmologistes conseillent les traitements intensifs dans les diverses manifestations de la syphilis oculaire, mais ils recommandent de prolonger ces traitements aussi longtemps que possible. On a vu guérir, en effet, grâce à ces interventions persévérantes, des lésions qui paraissaient absolument incurables.

Système nerveux. — Le traitement mixte est le plus fréquemment prescrit dans les affections syphilitiques du système nerveux.

Chez le malade brusquement surpris par la production d'une hémiplégie, il faut instituer le plus tôt possible un traitement énergique. Une injection massive de 8 à 10 centigrammes de calomel, ou de salicylate de Hg, ou de mercure sous forme d'huile grise, sera faite tout d'abord; en pareil cas, il faudrait avoir soin de répartir cette dose en deux ou trois endroits, pour obtenir une absorption plus prompte. En même temps, on prescrit l'iodure de potassium qui sera rapidement porté aux doses élevées. Les injections mercurielles peuvent être renouvelées dans les deux mois qui suivent le début des accidents cérébraux jusqu'à la dose totale de 40 à 50 centigrammes au plus. On continue en même temps l'iodure de potassium. Dans les mois qui suivent ce premier traitement mixte, on fait des cures alternées d'iodure de potassium et de mercure, en administrant celui-ci au moyen des frictions ou de l'ingestion, et en laissant au malade huit à dix jours de repos par mois. Ce traitement souvent ne doit pas durer moins d'un an, et la médication mercurielle doit toujours y tenir une place importante, sinon prépondérante. Les mêmes remarques s'appliquent au traitement de la syphilis de la moelle.

Chez certains malades l'iodure de potassium donne parfois de meilleurs résultats que le mercure. M. Lépine a récemment cité des faits de ce genre à la Société de médecine de Lyon et montré que le traitement a aussi parfois de bons effets dans l'épilepsie d'origine syphilitique ou parasyphilitique.

Le traitement spécifique ne donne pas, habituellement, de bons résultats dans les formes scléreuses de la syphilis du système nerveux, paralysie générale, ataxie locomotrice. Le plus souvent il est commencé à une époque où les lésions sont trop avancées. Il doit cependant toujours être essayé; à une époque rapprochée du début, les spécifiques peuvent avoir une heureuse influence sur le tabès (Dieulafoy, Fournier, Huchard, Erb, Dinkler, etc.). Il faut également les employer dans les cas plus anciens; nous avons vu des améliorations manifestes qui paraissaient résulter du traitement mixte.

CHAPITRE XVI

Traitement de la syphilis héréditaire.

Pendant la grossesse, si l'on a lieu de supposer que l'enfant viendra au monde avec la syphilis, il est indiqué de prescrire à la mère un traitement énergique qui peut avoir une très heureuse influence sur le fœtus.

Après la naissance, la mère doit nourrir son enfant tout en continuant à se soigner. Si elle n'a pas de lait, on tâchera de donner à l'enfant une nourrice syphilitique, ou bien on le fera téter une chèvre, ou bien encore on lui donnera le biberon. Sous aucun prétexte on ne peut lui donner une nourrice saine.

La syphilis du nouveau-né doit être traitée tout d'abord par la mercurialisation. On pourra adopter :

1° L'*ingestion*. On peut prescrire par jour, suivant l'âge de l'enfant, une ou deux cuillerées à café de liqueur de Van Swieten dans du lait; elle est souvent très bien tolérée par les enfants. On peut prescrire encore un sel insoluble comme le calomel ou le protoiodure à la dose de 1 à 3 centigrammes, en trois prises, ou encore le tannate jusqu'à 5 centigrammes. On a recommandé aussi le lait d'une chèvre à laquelle on fait absorber du mercure.

2° Les *frictions*, très commodes chez les nouveaunés et ménageant la nutrition plus que toute autre méthode de mercurialisation. On peut prescrire l'onguent napolitain en frictions sur les reins et les flancs, à la dose de 1 à 2 grammes par jour. Les emplâtres de Vigo ou de Quinquaud peuvent encore être employés, si la médication n'a pas besoin d'être énergique. Il en est de même du bain de sublimé qui rend parfois de grands services pour le traitement des syphilides suintantes (2 ou 3 grammes par bain).

3° Les *injections*, trop rarement employées peut-être pour les nouveau-nés. Il faut préférer ici l'injection insoluble à toute autre, soit le calomel, soit l'oxyde jaune. Leur inconvénient est de procurer parfois une inflammation avec gonflement intense de la fesse. Mais les résultats thérapeutiques sont parfois aussi merveilleux : nous avons assisté, à l'hôpital de Lourcine, à de véritables résurrections dans certains cas désespérés, avec cachexie syphilitique, avec pseudo-paralysie de Parrot, etc.

Les doses injectées doivent être de 1, 2 ou 3 centigrammes, suivant l'âge et la force de l'enfant. Le plus souvent, nous n'avons eu à faire qu'une seule injection, après laquelle l'amélioration obtenue était telle que l'on pouvait continuer la mercurialisation par les autres méthodes.

L'iodure de potassium n'offre pas les mêmes avantages que le mercure, dans la syphilis du nouveau-né. Son action irritante sur la muqueuse nasale et sur la muqueuse [des [voies respiratoires supérieures peut avoir des inconvénients dangereux. Quand il est bien toléré, on peut le prescrire aux doses de 20 centigrammes (à six mois), de 30 centigrammes (à un an), de 50 centigrammes par jour. Chez les enfants plus âgés, on peut aller à des doses beaucoup plus élevées, surtout lorsqu'on connaît leur tolérance pour le médicament.

Pour ces enfants, le traitement mixte et en particulier le sirop de Gibert ont été souvent employés. Nous ne répéterons pas les critiques que nous avons déjà faites et qui s'appliquent aux enfants aussi bien qu'aux adultes. Pourtant nous avons employé avec succès à l'hôpital de Lourcine le sirop de tannate de mercure ioduré dont nous avons donné plus haut la formule.

Nous n'avons pas besoin de dire que le traitement général de l'infection syphilitique de l'enfant, dans ses phases éloignées du début, doit reposer sur les mêmes bases que pour l'adulte.

Le coryza des enfants syphilitiques sera traité par l'application dans les narines d'une petite dose de pommade au calomel à 2 p. 30, répétée plusieurs fois par jour.

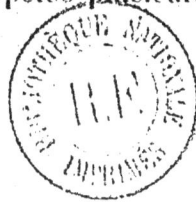

TABLE DES MATIÈRES

PREMIÈRE PARTIE

DEUXIÈME PARTIE

TROISIÈME PARTIE

TABLE DES MATIÈRES

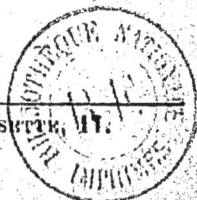

PARIS. — IMPRIMERIE P. LEVÉ, RUE CASSETTE, 17.

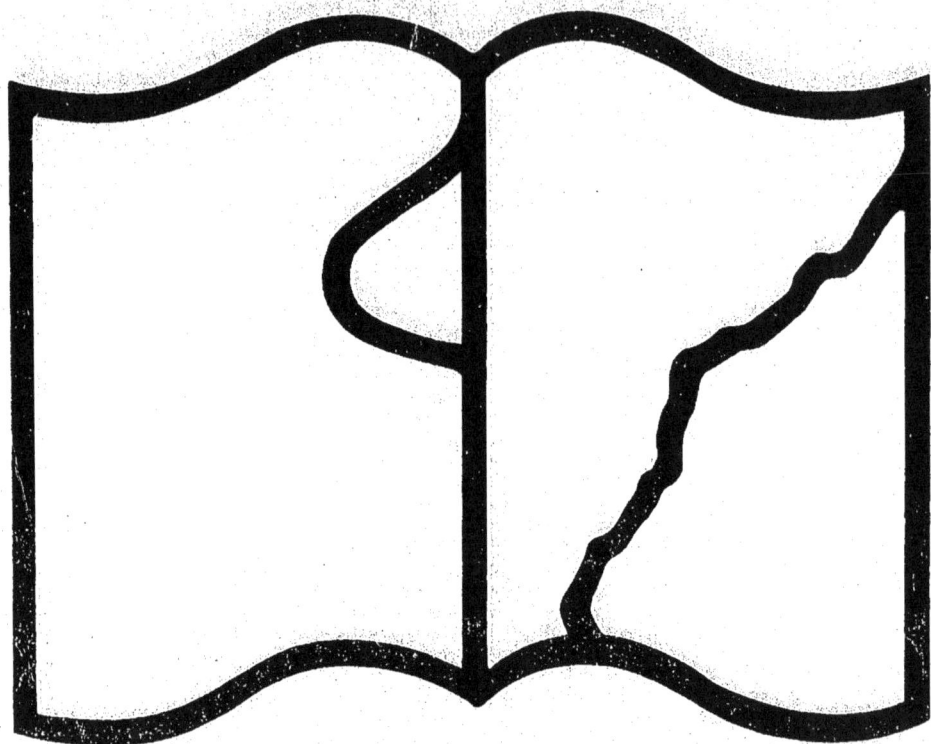

Texte détérioré — reliure défectueuse

NF Z 43-120-11

www.ingramcontent.com/pod-product-compliance
Lightning Source LLC
Chambersburg PA
CBHW070253200326
41518CB00010B/1772